ullstein

Das Buch

Was psychische Leiden bedeuten, weiß Christian Peter Dogs, denn er hat als Kind und Jugendlicher unvorstellbare Gewalt und Vernachlässigung erlebt. Wie es trotzdem gelingen kann, ein zufriedenes Leben zu führen, beschreibt er in seinem Buch. Er erklärt, warum es so wichtig ist, unangenehme Gefühle und Warnsignale des Körpers frühzeitig ernst zu nehmen. Und er schildert, worauf es ankommt, wenn die Selbstheilungskräfte nicht mehr ausreichen und Hilfe von außen unverzichtbar ist: darauf nämlich, den richtigen Therapeuten zu finden – einen, der sich nicht nur auf die Probleme konzentriert, sondern dabei hilft, sich von der Vergangenheit zu lösen und das Heute positiv zu gestalten.

Die Autoren

Christian Peter Dogs, Jahrgang 1953, ist seit 1985 Arzt in verschiedenen psychosomatischen und psychiatrischen Kliniken in Deutschland. 1994 gründete er zusammen mit einer Unternehmerfamilie die Panorama Fachklinik für Psychosomatische Medizin, Psychotherapie, Naturheilverfahren und TCM in Scheidegg. Von April 2017 bis November 2018 war er Ärztlicher Direktor der psychosomatischen Abteilung der Max Grundig Klinik Bühlerhöhe, seither arbeitet er in seiner eigenen Praxis in Lindau.

Nina Poelchau, Jahrgang 1962, ist Reporterin beim *stern*. Ihr Fachgebiet ist Psychologie, sie ist ausgebildet in Paar- und Traumatherapie.

Dr. med. Christian Peter Dogs
Nina Poelchau

Gefühle sind keine Krankheit

Warum wir sie brauchen und wie sie uns zufrieden machen

Ullstein

Besuchen Sie uns im Internet:
www.ullstein.de

Zum Schutz von Personen wurden Namen, Biografien und Orte verändert und Handlungen, Ereignisse und Situationen abgewandelt. Die geschilderten Patientengeschichten beschreiben also keine lebenden oder toten Personen, sie haben sich nicht so zugetragen, hätten sich aber so wie beschrieben zutragen können.

FSC
www.fsc.org
MIX
Papier aus verantwortungsvollen Quellen
FSC® C083411

Ungekürzte Ausgabe im Ullstein Taschenbuch
1. Auflage März 2019
6. Auflage 2021

Umschlaggestaltung: zero-media.net, München,
nach einer Vorlage von Rudolf Linn, Köln
Titelabbildung: © NLshop-Fotolia
Satz: Pinkuin Satz und Datentechnik, Berlin
Gesetzt aus der Caecilia
Druck und Bindearbeiten: CPI books GmbH, Leck
ISBN 978-3-548-37783-4

Dieses Buch ist all meinen Patienten gewidmet, von denen ich so viel gelernt habe. Während ich sie ein Stück auf ihrem Weg begleitete, habe ich mit ihnen gefühlt, geweint, getrauert, gewütet und gelacht und dabei auch immer wieder über mich selbst lachen müssen.

Es ist ein Tanz der Gefühle, Hunderte Male gelebt.

INHALT

TEIL 2

TEIL 3

TEIL 4

PROLOG

1953 wurde ich sozusagen in die Psychosomatik hineingeboren – denn mein Vater leitete damals eine Klinik mit diesem Schwerpunkt. Als Kind schon habe ich Selbsterfahrungsgruppen erlebt, die sich über 24 Stunden hinzogen, und an einer Sexualkonfrontationstherapie teilgenommen, zu der es gehörte, stundenlang Pornofilme anzuschauen, den Geburtskanal nachzustellen und Unsägliches mehr, was man Patienten in den sechziger und siebziger Jahren zugemutet hat, ohne wirklich zu wissen, was man damit anrichtete. Als Kind und später auch als Jugendlicher habe ich hautnah Übergriffe, Missbrauch und viel Schädigendes mitbekommen. Ich war mit alldem völlig überfordert und kämpfte ständig ums seelische Überleben.

Und heute? Da komme ich zum Ergebnis, dass viele Menschen gar nicht wüssten, dass sie psychisch krank sind, wenn wir Therapeuten es ihnen nicht immer wieder einreden würden. Es ist ein Phänomen unserer Zeit, jedes von der sogenannten Normalität abweichende Gefühl als Krankheit zu bezeichnen. Doch wenn man Menschen, die außergewöhnlich sind und auffallen, für gestört hält, ist die Gefahr groß, dass irgendwann all die Originale verschwinden, die unserer Gesellschaft die Farbe geben.

Es wird gern so getan, als gäbe es eine scharfe Grenze: Die Therapeuten sind normal – die, die zu ihnen kommen, sind es nicht. Selten geben sich die Therapeuten selbst zu erkennen. Gleichzeitig erwarten sie aber, dass die Patienten ihnen ihre ganze Innenwelt offenlegen.

Der Therapeut sieht und hört zu, nickt verständig und bleibt doch für den Patienten stets ein Rätsel – diese Regeln gelten heute nach wie vor. Mit einigem Recht kann man die Frage stellen, wer in diesem Arbeitsverhältnis eigentlich der Gestörtere ist: der Patient oder der Therapeut? Nach so vielen Jahren Erfahrung mit der Psychotherapie bin ich der Überzeugung, dass dieses gekünstelte Therapeutenverhalten falsch ist. Offen gestanden, es ist mir immer schon auf den Wecker gegangen: die eingefärbten, therapeutischen Sprachmelodien, dieses Alles-verzeihen-Getue und die dazu gehörigen ernsten Gesichter, dieses Vorspielen von tiefem Wissen und Verständnis, die Gepflogenheit, den Patienten beibringen zu wollen, dass doch an allem nur die kaputte Kindheit schuld ist, deren Verdrängung man zu klären habe. Erst dann werde alles gut. Es geht sogar so weit: Wer sich nicht an eine schwierige Kindheit erinnert, mit dem wird herausgearbeitet, dass er eine solche hatte – und so entstehen dann Pseudoerinnerungen.

Wie sehr freue ich mich über lebensfrohe, authentische Therapeuten, die den Patienten dabei helfen, ihre Ressourcen zu erkennen, die Zuversicht ausstrahlen und sich darauf konzentrieren, den Patienten aufzuzeigen, was an Veränderungen möglich ist. Die Mut machen, lachen können – auch über sich selbst –, die

die Psychotherapie von der schrecklichen Schwermut befreien, mit der Generationen großer Therapeuten unser Fachgebiet vergiftet haben. Das ist es, worauf es ankommt. Wir arbeiten schließlich mit Menschen zusammen, die durch schreckliche Ereignisse krank geworden sind – ihr Zustand wird nicht besser, wenn sie sorgenvollen Behandlern gegenübersitzen, die so tun, als würden sie über alles Wissen der Welt verfügen.

Ich wünsche mir optimistische, furchtlose und gleichzeitig verantwortungsbewusste Therapeuten, die es auch mal riskieren, von nationalen Versorgungsleitlinien abzuweichen, und die den Mut haben, ihre Lebenserfahrung an die Patienten weiterzugeben. Therapeuten sollten als Menschen erlebbar sein, mit Stärken und Schwächen – und keine korrigierenden Kontrollinstanzen darstellen, die zum Lachen in den Keller gehen.

Auch wir Therapeuten haben Gefühle. Wir haben eine Geschichte, und diese eigene Geschichte sollten wir auch immer wieder mal unseren Patienten zeigen. Das erlaubt uns, intensive Bindungen zu ihnen herzustellen. Und das wiederum ist – die Forschung hat es längst bewiesen – der entscheidende Erfolgsfaktor jeglicher Art von Psychotherapie.

Dieses Buch ist ein Plädoyer für Gefühle. Ich habe den Mut, hier auch von mir selbst zu erzählen, und zwar viel mehr von mir selbst zu erzählen, als man es als Therapeut normalerweise tut. Ich habe den Versuch unternommen, meine eigene Geschichte einzubinden in die Erkenntnisse, die ich seit so vielen Jahrzehnten als Psychotherapeut und Psychiater gemacht habe. Weil ich darüber hinaus Position beziehe und den Psychotherapiebereich kritisch hinterfrage, mache ich mich angreifbar. Aber ich zeige Ihnen gerne alle meine Gefühle – und bin so froh, dass ich sie habe.

WIE ALLES BEGANN

Dass ich mich für den Therapeutenberuf eignen würde, ahnte ich schon mit sieben Jahren, als mir mein Vater das Hypnotisieren beibrachte. Die Erinnerung daran ist eine der sehr wenigen positiven Erinnerungen, die mich mit meinem Vater verbinden. Die meisten sind so schlecht, dass ich viele Gründe hätte, dauerhaft Psychiatriepatient zu sein und nicht das, was ich seit Jahrzehnten tatsächlich bin: Psychiater und Psychotherapeut, einer, der verzweifelten Menschen hilft, Lebensqualität zu entwickeln, und Topmanagern beibringt, ihre Balance im Leben zu finden.

Anfang der sechziger Jahre lebten wir in einem Burghof in Niedersachsen. Das Anwesen hatte mein Vater gekauft und zu einer Klinik umwandeln lassen, deren ärztlicher Leiter er war. Jedes Wochenende verbrachte er im Segelfliegerclub. Bei den Segelfliegern war er wegen seiner Hühner- und einer Gruppenhypnose sehr beliebt. Meist durfte ich ihn begleiten. Tagsüber flog ich mit vielen Fliegern, aber ungern mit meinem Vater, weil er ein schlechter Segelflieger war. Am Abend begann er dann sein Programm mit der Hühnerhypnose. Ich erinnere mich noch genau, wie anschließend ein Huhn neben dem anderen mit dem Kopf nach unten an einer Leine hing und die Hühner zur allgemeinen Erheiterung der Zuschauer über Stunden in dieser Position verharrten. Nun folgte die sogenannte Schmerzausschaltung mittels Hypnose, bei der ich ab meinem zehnten Lebensjahr zuschauen durfte. Mein Vater machte eine Gruppenhypnose und versetzte rund zehn Segelfliegerkollegen gleichzeitig in eine Art Trancezustand. Dann konnte er jedem eine Sicherheitsnadel durch die Wange stechen, weil sie keinen Schmerz mehr spürten. Die Macht der Suggestion hat mich schon damals so beeindruckt, dass ich sie später im Internat an meinen Mitschülern ausprobierte.

An dem Tag, als mein Vater mich in die Kunst der Hypnose einführte, sagte er zu mir: »Du musst das Huhn auf den Rücken drehen.« Dann machte er mir vor, wie man sanft auf das arme Tier einredet, um es willenlos zu machen. Er sagte zum Huhn: »Du schaust mir einfach nur in die Augen und merkst, wie du langsam schwer, ganz schwer wirst. Alles löst sich auf, du wirst immer schwerer und schwerer ... Du tust jetzt genau das, was ich dir sage. Ich werde dich jetzt an einer Kralle nehmen, und du wirst schweben.« Das Huhn schien tatsächlich einzuschlafen. Man konnte es mit einem Finger an einer Kralle nach oben ziehen, widerstandslos schwebte es in der Luft. Mich hat das begeistert. Ich habe meinen Vater für diese Zauberkünste angebetet. Und ich war glücklich darüber, dass es mir gelang, es ihm gleichzutun.

Erst viele Jahre später erfuhr ich, dass es sich hierbei gar nicht um Hypnose handelte, sondern um eine Sache, die jeder machen kann. Hühner haben, wenn sie auf dem Rücken liegen, einen angeborenen Totstell-Reflex. Sie lassen sich dann ohne Gegenwehr zum

Schweben bringen, ganz egal, ob man beschwörend auf sie einredet oder nicht. Dennoch, in gewisser Weise war mein Erfolg bei den Hühnern der Grundstein meiner Karriere als Therapeut.

Bis heute habe ich geschätzte dreißigtausend Patienten gesehen, Abertausende Geschichten und Diagnosen gehört, Tausende Menschen selbst behandelt, vielen davon weitergeholfen, einige von ihnen schreiben mir heute noch. Ich habe richtig kaputte Klinikkarrieren begutachtet und ambulant oder in einer Klinik behandelt, Wirtschaftsbosse gecoacht, eine Ausbildung in der Psychotherapie und Psychiatrie und in Naturheilmedizin absolviert und schließlich Kliniken für Psychotherapie und Naturmedizin geleitet, die letzten zweiundzwanzig Jahre lang eine besonders schöne Klinik vor hinreißender Bergkulisse, in Scheidegg im Allgäu.

Ich würde sagen, ich kann es mir erlauben, ein fundiertes Fazit über die Branche der Psychiater und Psychotherapeuten, der Heiler und Heilsversprecher zu ziehen. Ebenso über die wirklich Kranken und scheinbar Kranken, die Hilflosen, Hilfesuchenden, die Abgebrühten und die Abzocker. Psychotherapie soll das Leben der Menschen nicht komplizieren, sondern einfacher machen, das ist meine Überzeugung. Sehr oft passiert das Gegenteil.

Doch das müsste nicht so sein. Es gibt Auswege aus seelischen Krisen. Sie sind oft einfach und schnell und hilfreich. Man muss sie nur nutzen oder, wenn der Blick versperrt ist, professionelle Wegweiser finden, die in die richtige Richtung weisen.

Psychotherapie ist nicht in Stein gemeißelt, ich halte diese Erkenntnis für ausgesprochen wichtig. Sie hat sich enorm weiterentwickelt, seit Sigmund Freud die Psychoanalyse konstruierte und damit die Grundlage zur modernen Psychotherapie schuf. Es passierte in den vergangenen hundertfünfzig Jahren immer wieder eine Menge Unfug – das wiederum, das ist das Gute an Irrtümern, ebnete den Weg für neue Ansätze.

Meine Tätigkeit in verschiedenen psychiatrischen Kliniken zwischen 1987 und 1994 hat mich sehr ernüchtert. Hatte ich davor in einer Klinik für Psychosomatik gelernt, wie stark Lebensereignisse die Psyche prägen, so wurde ich hier mit Diagnosen konfrontiert, bei denen die Lebensumstände und aktuellen Erlebnisse der Patienten gar nicht berücksichtigt worden waren. Medikamente wurden nach Lehrbuch und dem Gießkannenprinzip eingesetzt, bevor man die Menschen überhaupt kennengelernt hatte.

Manche Erlebnisse aus dieser Zeit gehen mir heute noch nach. Besonders die Erfahrungen in einer Klinik, in der einige Patienten an drei oder vier Studien gleichzeitig teilnahmen, weil man zu wenige Probanden für den hohen Forschungsanspruch zur Verfügung hatte. Einer der dort zuständigen Oberärzte verlangte beispielsweise von mir, akut psychotische Patienten in einer Doppelblindstudie nach Studiendesign zu behandeln. Dann konnte es passieren, dass man ein Placebo spritzte, nur weil der Studienablauf es so vorschrieb. Man merkte allerdings sofort, dass es sich nicht um die richtige Wirksubstanz handelte, weil kein beruhigender Effekt eintrat. Menschen aber, die aggressiv und fremdgefährdend sind, nicht mit Medikamenten zu beruhigen, sondern an Händen und Füßen zu fixieren, kam für mich nicht in Frage. Ich spritzte ihnen deshalb ein Medikament nach, das ich kannte, und half ihnen damit sehr. Natürlich hat mein Vorgehen das Studiendesign massiv gestört – und den Oberarzt gegen mich aufgebracht. Er fing an, mich zu mobben, und wertete mich in der Folgezeit immer wieder in der Öffentlichkeit und vor anderen Kollegen ab. Letztlich versetzte mich glücklicherweise der Ärztliche Direktor der Klinik in eine Abteilung, die außerhalb des Zuständigkeitsbereichs dieses Oberarztes lag.

Desgleichen war ich nicht bereit, Diagnosen so zu biegen, dass sie in irgendwelche Studien passten. Wenn gerade ein Forschungsprojekt über sogenannte endogene Depressionen lief, dann waren für den Mediziner, der sich mit der Studie schmücken wollte, eben alle Menschen mit Depressionen endogen. Wer das als Assistent nicht so sah, bekam Probleme. Auch der Einfluss der Pharmaindustrie war damals schon erheblich. Ich erlebte, wie Studien so verfasst wurden, dass der jeweilige Konzern, der sie in Auftrag gegeben hatte, zufrieden war. Im Gegenzug erhielten die entsprechenden Oberärzte luxuriöse Reisen und andere attraktive Zuwendungen. Wer sich also anpasste, konnte Karriere machen. Wer das nicht tat (wie ich), musste einen anderen Weg gehen.

Mir wurde schnell klar, dass ich niemals Chefarzt in einer »normalen« Klinik werden würde. Ich wusste, ich muss einen eigenen Weg gehen, wenn ich die Art von Medizin verwirklichen wollte, die nah am Menschen ist – und ihm hilft. Mein Leitsatz war damals schon ein Spruch von Heinz Riesenhuber: »Wer sein Leben so einrichtet, dass er niemals auf die Schnauze fallen kann, der kann nur auf dem Bauch kriechen.«

Inzwischen hat das Pendel von der völlig unkontrollierten Behandlung übrigens ins andere Extrem ausgeschlagen. Seit ungefähr fünfzehn Jahren ist die Psychotherapie in den Kliniken so sehr bürokratisiert, dass kaum noch Zeit für Patienten bleibt. Hauptsache, die Pflege- und Arztdokumentation stimmt, die Aufnahme- und Entlassungsberichte werden pünktlich abgeliefert, und unheimliche Mengen an Daten werden irgendwo angehäuft. Die Prüfer des medizinischen Dienstes haken ab, was alles dokumentiert wurde. Welche Entwicklung die Patienten tatsächlich gemacht haben, interessiert dabei weniger.

Wie sich mein Beruf, den ich mit großem Engagement begonnen habe, wegen all dieser Vorschriften in den letzten Jahren verändert hat, frustriert mich immer mehr. Ich bin kein Bürohengst, sondern möchte mit Menschen arbeiten. Eine Medizin, die vorwiegend aus Daten besteht und immer gewinnorientierter wird, um die Rendite zu erhöhen, ohne darauf zu achten, dass eine gute Patientenversorgung gewährleistet bleibt, ist nicht mehr meine Medizin.

TEIL 1

DIE PSYCHE IM STRESS

Kennen Sie irgendjemanden, der nicht an seiner Psyche leidet oder litt? Einen, der stets gut gelaunt und optimistisch durchs Leben spaziert und dem es gelingt, alles, was ihm passiert, positiv zu finden? Ich schon. Er heißt Hans im Glück und stammt aus Grimms Märchen. Man könnte sich von dem jungen Kerl eine Scheibe abschneiden, das würde nicht schaden. Aber die Realität ist anders. Mit positivem Denken ist es nicht getan. So naiv können wir uns gar nicht stellen, um zu verleugnen, dass es sehr ungünstige Erfahrungen gibt, die uns prägen, und immer wieder schwere und herausfordernde Ereignisse, die unseren Seelenfrieden bis zum Äußersten strapazieren.

Wir alle kennen Leid, Schmerz und Kummer. Diese Gefühle gehören zum Leben. Niemand wird verschont. Das darf auch so sein. Es ist so normal wie die Tatsache, dass morgens die Sonne aufgeht und abends wieder verschwindet. Wir sind deshalb aber noch lange nicht alle psychisch krank, weil wir Dinge erleben, die schwierig sind, die uns vielleicht sogar traumatisieren. Doch viele von uns fühlen sich heute hilflos und ohnmächtig, mit den Wechselfällen des Lebens umzugehen. Ich habe das bei Tausenden Patienten erlebt. Sie haben das Handwerkszeug verloren oder nie besessen, sich selbst zu beruhigen und zu trösten, sich die richtige Hilfe an die Seite zu nehmen, Geduld und Nachsicht zu üben und die Gesetze des Lebens anzuerkennen. Sie müssen jedoch begreifen, dass sie gerade aus den besonders herausfordernden Situationen lernen können.

Die Entwicklung ist alarmierend. Acht Millionen Menschen in Deutschland gelten als behandlungsbedürftig psychisch krank, 1,2 Millionen sind Jahr für Jahr in Behandlung. Jeder Dritte leidet einmal in seinem Leben an einer Depression. Allein im Jahr 2014 entstanden 8,3 Milliarden Euro an »Produktionsausfallkosten«, weil Arbeitnehmer wegen »psychischer und Verhaltensstörungen« krankgeschrieben waren. 2004 lagen diese Kosten noch bei 4,2 Milliarden Euro. Das ist ein enormer Anstieg um fast hundert Prozent in den letzten Jahren. Psychische Krankheiten sind eine moderne Epidemie.

Es geht früh los mit den Problemen. Ein Drittel der Schüler in Deutschland hat mit Stress-Symptomen zu kämpfen, offenbart das »Kinderbarometer«, eine Umfrage bei Neun- bis Vierzehnjährigen. Die Kinder gaben an, sie seien gereizt, niedergeschlagen, nervös, der Kopf tue weh, der Rücken, der Bauch. Die Hälfte der Schüler mit solchen Beschwerden verzweifle in der Schule, schreiben die Wissenschaftler. Weiter geht es an den Universitäten: Prüfungsdruck, Zukunftsangst, Perfektionswahn – der Uni-Stress nimmt zu, viele Studenten fühlen sich überfordert. Jeder Zweite fühlt sich unter Dauerdruck, zeigt ein Report der AOK von 2016, für den mehr als 18 000 Studenten befragt wurden.[1] Eine große Zahl nimmt Aufputschmittel. Und in der Berufswelt sieht es nicht viel besser aus: Millionen halten sich mit Medikamenten über Wasser, die Angst lösen, die die Stimmung aufhellen oder die aufgescheuchte Seele beruhigen sollen. Und sie trinken zu viel Alkohol. Manager konsumieren Kokain, um ihre Leistungsfähigkeit zu steigern – nein, das ist kein Klischee, sondern das ist wahr. An allen Ecken lassen sich Therapeuten nieder, die sofort und durchgehend eine volle Praxis haben, völlig unabhängig von ihrer Reputation und ihrem Können.

Es ist richtig, sich Hilfe zu suchen. Ich habe großen Respekt vor allen Menschen, die nicht mehr wissen, wie sie aus dem Sumpf herauskommen sollen, in dem sie bis zum Hals stecken. Vielen von denen, die sich beinahe schon aufgegeben haben, ist es durch – manchmal nur kleine, aber maßgebliche – Anstöße möglich, ihr Lebensgefühl deutlich zu verbessern. Bei etlichen geht es darum, sich selbst kennenzulernen und zu erkunden, was eigentlich im Jetzt und Hier los ist, um so wieder ein Gefühl von Kontrolle über ihr Leben zu bekommen. Eine wichtige Voraussetzung dafür ist, zu verstehen, wie unser Gehirn funktioniert. Es ist so wesentlich dafür verantwortlich, wie wir uns fühlen.

Ich halte es für eine tröstliche Nachricht, dass da vieles festgelegt ist – und es dennoch einen schönen Spielraum gibt, um dem Leben in scheinbar aussichtslosen Situationen eine Wendung zum Positiven zu geben.

1 http://www.spiegel.de/lebenundlernen/uni/aok-uni-stress-report-studenten-sind-gestresster-als-berufstaetige-a-1116064.html (Stand Juni 2017)

Was in unserem Gehirn stattfindet, wenn wir fühlen

Aus der Gehirnforschung wissen wir heute sehr viel darüber, warum der Mensch so ist, wie er ist, und so fühlt, wie er fühlt. Überwiegend im ersten Lebensjahrzehnt wird unser Gehirn programmiert wie ein Computer, und zwar sehr individuell. Temperament und Persönlichkeit sind dann fertig ausgebildet und durch Therapien kaum mehr zu beeinflussen. Natürlich ähneln Menschen einander in ihren Auffassungen, je nachdem, wo sie aufgewachsen sind und welchen Einflüssen sie ausgesetzt waren. Aber kein einziges Gehirn entspricht im Detail dem anderen. Schon deshalb sollte man gar nicht erst damit anfangen, sich mit anderen zu vergleichen, und auch nicht davon ausgehen, dass der andere, zum Beispiel der Mensch, mit dem man seit Jahren zusammenlebt, auf Anhieb versteht, was man meint.

Aus Milliarden von Hirnzellen, die anfangs kreuz und quer und chaotisch durch Axone, Dendriten und Synapsen miteinander Kontakt haben, entwickelt sich früh ein Netz mit geordneten Bahnen. Die Verbindungen, die viel benutzt werden, festigen sich wie Trampelpfade im Wald. Es bilden sich Rezeptoren, also Empfangsstellen für Hormone, je nachdem, welche Hormone in den prägenden Zeitfenstern abgerufen werden.

Das beginnt, wie man heute weiß, bereits im Mutterleib. Wer hier viel Stress ausgesetzt ist, der hat mehr epigenetisch abgeschaltete Cortisolrezeptoren, er wird stressempfindlicher. Wer dagegen Geborgenheit und Ruhe erlebt, weil er eine Mutter hat, die sich wohlfühlt, bei dem entwickeln sich, vereinfacht gesagt, besonders sensible Antennen für Oxytocin und Serotonin, das heißt, bei dem werden diese Gute-Stimmung-Hormone später auch dann noch produziert, wenn es um ihn herum chaotisch und unwirtlich zugeht. Wer reichlich Rezeptoren dafür ausgebildet hat, weil er einfühlsam und zärtlich behandelt wurde und in früher Zeit keine schweren Schocks und Ohnmachtsgefühle erleben musste, geht mit der Sicherheit durch die Welt, in Ordnung zu sein, mit der Fähigkeit, sich Unterstützung bei anderen Menschen zu suchen, wenn er sie braucht – und nicht zwangsläufig mit der Naivität eines Hans im Glück, aber doch mit einer Art Gottvertrauen, dass das Leben in Ordnung ist, so wie es ist.

Alles, was unsere Gefühle betrifft, hat neurowissenschaftlich mit dem limbischen System im Gehirn zu tun. Dieses System, umgangssprachlich »emotionales Gehirn« genannt, besteht aus vier Ebenen und ist für die Verarbeitung von Gefühlen und für die Steuerung unserer Triebe zuständig. Das meiste ist spätestens unwiederbringlich angelegt, wenn wir die Pubertät hinter uns haben. Das ist interessant und durchaus auch desillusionierend.

Die untere limbische Ebene formt sich in der Embryonal- und Fötalzeit – besonders stark durch genetische Faktoren und zusätzlich durch Einflüsse in der Schwangerschaft. Hier entsteht das Temperament, das Menschen ihr Leben lang beibehalten. Die vorgeburtliche Phase hat erheblichen Einfluss auf die spätere Entwicklung der Persönlichkeit, wissen wir heute aus der Forschung. Noch vor wenigen Jahrzehnten hielt man das für Quatsch. Weil Kinder inzwischen also nachweislich nicht erst zu fühlen beginnen, wenn sie das Licht der Welt erblickt haben, ist es so wünschenswert, dass Frauen eine ungestörte stressfreie Schwangerschaft erleben. Anspannung und Ärger in dieser Zeit sind schlecht für das Kind. Bitte, das sollen auch die Partner, die Kollegen, die Vorgesetzten der Frauen berücksichtigen. Und ganz besonders die Frauen selbst, die oft von sich verlangen, auch noch im neunten Monat alles zu stemmen wie immer. Das muss nicht sein. Wenn werdende Mütter auf die eigenen Grenzen achten, profitiert der heranwachsende Erdenbürger davon ein Leben lang. Diese erste, die untere limbische Ebene hat vor allem mit unseren unbewussten Reaktionen zu tun. Sie hat einen starken Einfluss auf unser Verhalten, wenn es um elementare Dinge wie Essen und Schlafen geht. Durch Erziehung und Erfahrungen lässt sie sich kaum beeinflussen.

In den ersten Kindheitsjahren entwickelt sich die zweite, die mittlere limbische Ebene. Sie wird durch Erfahrungen beeinflusst, die wir mit unseren Eltern und anderen Bezugspersonen machen. Vor allem in dieser Zeit entstehen die individuellen Verschaltungen, die einflussreichsten emotionalen Prägungen des Gehirns. Dazu gehört auch das Belohnungssystem. Unser Selbstbild reift. Wir entwickeln Mitgefühl. Diese und die erste Ebene bilden den Kern unseres Wesens.

Die dritte, die obere limbische Ebene speichert Antriebe und Erfahrungen. Hier entwickeln sich Impulshemmer. Wir lernen, Risiken zu erkennen und zu bewerten. Das moralische Gewissen ist an dieser Stelle beheimatet. Diese Ebene entsteht bereits in den ersten Lebensjahren, sie entwickelt sich bis in das junge Erwachsenenleben hinein weiter, kann also weit über die Kindheit hinaus beeinflusst werden. Es handelt sich, vereinfacht gesagt, um die sozial kommunikative Ebene. In dieser Zeit kristallisieren sich die sozialen und ethischen Normen heraus. Der Jugendliche macht sich auf den Weg, unabhängig von den Werten und Überzeugungen der Eltern seine eigenen Normen zu finden. Sozialisation nennt sich das. Gleichzeitig spielt natürlich auch das bisher Prägende eine Rolle: Welche Grundstruktur bringt der Jugendliche mit? Ist er ein Rebell? Ein Optimist? Ein Ängstlicher? Eine Kämpfernatur? Entsprechend wird er sich seine Freunde und Lehrmeister suchen.

Mit dieser Grundlage im emotionalen Bereich sind wir als junge Erwachsene ausgestattet. Diese Persönlichkeit bin ich und bleibe ich im Wesentlichen ein Leben lang. Die markantesten Strukturen sind wie ins Gehirn gebrannt. Man sollte das als entlastend sehen: Warum soll ich mich eigentlich dauernd anstrengen, so zu werden wie andere, die ich toller finde? Es ist Energieverschwendung.

Das Einzige, was in der Zukunft noch helfen kann, um das Gehirn zu beeinflussen, ist: neue Erfahrungen zu machen. Sie lösen zwar keine alten Verknüpfungen, sorgen aber für weitere Nervenverbindungen. Bis ins hohe Alter funktioniert das. Je öfter wir die neuen Verbindungen benutzen, desto stärker werden sie.

Es gibt schließlich noch die angekündigte vierte Ebene des limbischen Systems, die kognitiv sprachliche. In dieser Region arbeiten der Verstand und die Intelligenz. Sie analysieren, sie kämpfen mit den Emotionen. Hier ist immer was los, Tumult ein Leben lang. Neue Erkenntnisse und Überzeugungen kommen an und werden auch wieder verabschiedet. Mit dieser Ebene nehmen Sie beispielsweise auf, was Sie hier in diesem Buch gerade gelesen haben, Sie verarbeiten und analysieren es. Dieses »Material« hat aber keinen Einfluss mehr auf Persönlichkeitsmerkmale.

Wer an seinem Verhalten und Handeln etwas verändern möchte, muss neben der kognitiven die ersten drei limbischen Ebenen ansprechen. Neben dem Verstand unbedingt das Gefühl. Es kann in seltenen Fällen passieren, dass ein Wort, ein Satz, etwas Logisches so direkt in der Gefühlswelt landet, dass es einen Aha-Effekt mit längerfristiger Wirkung gibt. Meistens aber ist es so: Erkenntnisse, und wenn sie noch so einleuchtend sind, reichen nicht aus. Das weiß jeder, der einmal aufhören wollte zu rauchen oder darauf verzichten wollte, Wein zu trinken und Torte zu essen, weil sein Verstand ihm das dringend empfohlen hat. Einsichten verändern kein Verhalten. Das funktioniert nur, wenn die Emotionen beteiligt sind. Wenn es etwas gibt, das die entstehende Lücke füllt, etwas, das den Betreffenden befriedigt oder begeistert. Einer Frau, die schwanger ist, gelingt es manchmal spielend, die Zigaretten wegzulassen – das bevorstehende Große, Neue in ihrem Leben motiviert sie dazu. Die Tatsache allein, dass Rauchen einem heranwachsenden Baby schadet, würde nicht ausreichen.

»Intelligenz ist nur ein Instrument, das Vorschläge für bestimmte zweckorientierte Entscheidungen macht – entscheiden tun die bewussten oder unbewussten Emotionen. Selbst ein Schwerverbrecher, ein Psychopath kann hochintelligent sein. Seine Intelligenz hilft ihm, seine absurden Ideen am besten durchzusetzen. Intelligenz ist ein Werkzeug, kein Wert in sich«, so hat diesen Zusammenhang der Gehirnforscher Gerhard Roth in einem Interview mit der *Wirtschaftswoche* sehr schön erklärt.[2]

Der Hippocampus, übersetzt: »Seepferdchen«, ist nun noch wichtig. Es handelt sich um die Verbindung zwischen emotionalem und rationalem Gehirn. Die Aufgabe dieses Areals ist es zu einem großen Teil, die Informationen, die von außen kommen, und die weiter zurückliegenden Erfahrungen miteinander zu verbinden und sinnvolle Zusammenhänge herzustellen.

Das Seepferdchen reagiert hochsensibel auf emotionalen Stress. Es ist so etwas wie eine Gesamtsicherung für das Gehirn. Wenn es von zu vielen Reizen überflutet wird, nehmen die Strukturen Schaden. Dass langjährige Patienten mit Major-Depression häufig kleine Hippocampi haben, wurde bereits in den 1990-er Jahren entdeckt. Eine spätere Auswertung ergab: Am stärksten ausgeprägt war der Volumenrückgang der Hippocampi bei Patienten mit rezidivierender schwerer Depression, während bei Patienten nach einer ersten Episode einer solchen Depression noch keine Verkleinerung zu finden war. Daraus lässt sich schließen, dass der Volumenrückgang tatsächlich eine Folge der Depression – und nicht etwa ihre Ursache war. Was wir heute auch wissen: Eine gesteigerte Aktivität der Hypothalamus-Hypophysen-Nebennierenrinden-Achse, der so genannten »Stress-

2 http://www.wiwo.de/erfolg/beruf/hirnforschung-nicht-die-intelligenz-entscheidet/7789916-2.html (Stand: Juni 2017)

achse«, führt zur vermehrten Freisetzung von Cortisol aus der Nebennierenrinde. Dies wirkt sich der aktuellen Forschung nach auf den Hippocampus aus, wo es mehr Glukokortikoid-Rezeptoren als in anderen Hirnregionen gibt. Die ständige Stimulierung dieser Rezeptoren führt allmählich zu einer Atrophie, einer Verkümmerung, die dann als Verkleinerung in der Magnetresonanztomographie sichtbar wird.

Erlebnisse wie Misshandlung, sexueller Missbrauch und sehr schlechte Bindungserfahrungen können über eine massive Erhöhung von Stresshormonen wie Cortisol und Noradrenalin zu einer frühen Schädigung dieser wichtigen Hirnregion führen. Menschen, auf die das zutrifft, sind anfälliger für posttraumatische Belastungsstörungen, Depression und Angsterkrankungen.

Der Hippocampus kann sich aber weiterentwickeln. Er produziert wie am Fließband ständig neue Hirnzellenverbindungen. Das ist ein Vorgang, den man »synaptische Plastizität« nennt. Sie ist in erster Linie dafür verantwortlich, dass sich unser Hirn in einem gewissen Rahmen eben doch ein ganzes Leben lang verändern, stabilisieren und weiterentwickeln kann.

DIE MACHT DER BOTENSTOFFE

Jeder Mensch hat also ein anders verschaltetes Gehirn, das entsprechend unterschiedlich auf das reagiert, was passiert. Wie unser Gehirn arbeitet – und vor allem wie wir uns dabei fühlen, hängt hauptsächlich davon ab, ob bestimmte Botenstoffe auf mehr oder auf weniger empfindliche Rezeptoren treffen. Denn so unromantisch es klingt: Jedes Gefühl im Gehirn ist physiologisch gesehen nichts anderes als eine chemische Reaktion.

Ob jemand liebt oder hasst, traurig oder fröhlich ist, ist eine Frage der Botenstoffkonzentration an den Rezeptoren der einzelnen Hirnzellen im limbischen System und auch eine Frage der Empfindlichkeit der Rezeptoren für bestimmte Botenstoffe wie Dopamin, Oxytocin, Adrenalin, Cortison, Serotonin und Endorphine, die sogenannten Glückshormone. Diese Neurotransmitter spielen eine so große Rolle für unsere seelische Gesundheit, weil sie die Informationen zwischen den einzelnen Hirnzellen über Schaltflächen weitergeben. Sehr vereinfacht kann man daher sagen: Wenn die Konzentration dieser Stoffe in diesen Schaltflächen und auch die Empfindlichkeit der Rezeptoren stimmen, dann ist der Mensch seelisch gesund.

Wie können wir uns den Weg der Informationen durch das Gehirn am besten vorstellen? Mir fällt dazu das beliebte Kinderspiel »Stille Post« ein, die meisten werden es kennen. Ein Spieler überlegt sich einen kurzen Satz und flüstert ihn seinem Nachbarn ins Ohr, der wiederum gibt das, was er verstanden hat, leise an die neben ihn sitzende Person weiter und so weiter und so fort. Der Letzte in der Runde muss dann laut sagen, was er gehört hat. Wenn ein Einziger in der Reihe die ursprüngliche Information verändert –, kommt am Schluss etwas völlig anderes heraus.

Übertragen auf das Gehirn bedeutet das: Ein Reiz – das kann eine Information oder ein Ereignis sein – kommt von außen heran und wird dann in Millisekunden über Tausende von Hirnzellen weitergegeben, bis das Ergebnis schließlich sowohl im rationalen als auch im emotionalen Gehirn verarbeitet wird. Die Hirnzellen brauchen alle die gleiche Konzentration von Neurotransmittern an ihren Schaltflächen, damit die Information klar und deutlich im Zentrum ankommt. Wenn dies nicht der Fall ist, dann wird etwas verfälscht.

Ich überspitze hier mal stark, um das Prinzip deutlich zu machen – Humor setze ich an dieser Stelle dringend voraus: Nehmen wir an, Sie begegnen einem attraktiven Menschen. Dann meldet der Sehnerv dem optischen Zentrum: »Da sitzt eine sehr schöne Frau vor mir«, und diese Information wird über viele hunderttausend Hirnzellen bis ins limbische System weitergelotst. Sind nun allerdings an verschiedenen Schaltflächen zu wenige Botenstoffe, dann kommt bei der tausendsten Hirnzelle an: »Da sitzt eine Frau.« Bei der zehntausendsten wird gemeldet: »Die sieht aus wie ein Besen«, und in den Hirnkernen kommt zu guter Letzt an: »Da sitzt ein Besen.« Der Mensch, der glaubt, statt der Frau einen Besen vor sich zu haben, hat aufgrund eines Ungleichgewichts der Botenstoffe eine an sich schöne Information negativ verfälscht und kann, da das dann mit vielen Informationen so passiert, depressiv werden. Oder auch aggressiv – ohne von außen nachvollziehbaren Anlass.

Umgekehrt, wieder übertrieben natürlich: Wenn jemand an den Schaltflächen zu viele Botenstoffe sitzen hat und einen alten Besen herumliegen sieht, dann wird bei der tausendsten Zelle gemeldet: »Interessanter Besen«, bei der zehntausendsten: »Wow, ein Mensch!«, bei der hunderttausendsten: »Eine interessante Frau«, und im Zentrum des Gehirns schließlich wird der alte Besen als überirdische Schönheit verarbeitet, und es kommt das Signal für einen sofortigen Heiratsantrag. Wenn es so ähnlich läuft, könnte dieser Mensch von einem Psychiater zu Recht die Diagnose »Manische Episode« bekommen, denn er kann gar nicht anders, als alles übersteigert und positiv zu deuten.

Es ist daher von enormer Bedeutung, dass die Stoffe im synaptischen Spalt, also da, wo sie zwischen den einzelnen Nervenzellen weitergeleitet werden, in der richtigen Konzentration vorhanden sind. Die klarsten Informationen erreichen die entscheidenden Hirnareale nicht – oder nicht so, wie sie sollten –, wenn die Chemie im Kopf nicht stimmt.

Die limbischen Bereiche bewerten hinsichtlich Bedrohlichkeit, Belohnungsrelevanz und leiten ebenso wie zum Beispiel Sprachgebiete ihre Informationen an das Arbeitsgedächtnis der kognitiv-sprachlichen Ebene weiter. »Zusammengebunden« wird dann alles über eine synchronisierte Aktivität der Zellen in den unterschiedlichen Bereichen. Die meisten Neuromodulatoren können übrigens je nach Rezeptortyp einen Hirnbereich entweder aktivieren oder deaktivieren, meist ist die Belegung konzentrationsabhängig.

Wie können wir darauf Einfluss nehmen? Die erste, wichtige Voraussetzung: Begreifen Sie bitte, welche Bedeutung dieses etwa faustgroße Wunderwerk im Kopf für unser Leben und für unsere Psyche hat, auch wenn Sie nicht vorhaben, eines Tages als Gehirnforscher zu arbeiten. Hier ist so viel los, es herrscht eine solch ungeheure Intelligenz – und das meiste davon bekommen wir gar nicht mit. Aus Forschungen weiß man, dass nur ein Teil dessen, was in unserem Kopf abgespeichert ist, uns bewusst sein kann. Damit haben viele Déjà-vu-Erlebnisse zu tun: Wir haben etwas tatsächlich schon mal gesehen – unser Gehirn weiß es, aber unser Bewusstsein hat es nicht mehr parat.

Eindrucksvoll zum Eigenleben unseres Gehirns ist folgendes Experiment: Man scannte das Gehirn einer Person, die zu hundert Prozent davon überzeugt war, kein Rassist zu sein, und das auch glühend vertrat, während man ihr Fotos von Schwarzen vorlegte. Dabei stellte sich heraus, dass ihr Gehirn auf die Bilder so reagierte, als würde die betreffende Person darauf Menschen sehen, die sie nicht ausstehen kann. Es ist einfach so: Das Gehirn kennt keine Objektivität, innerhalb von zwei Minuten färbt es jeden Eindruck affektiv ein. Oder anders ausgedrückt: Der Mensch denkt, sein Unterbewusstsein lenkt.

Seien wir also nachsichtig mit uns selbst. Alles Wünschen und Wollen kommt erst mal nicht gegen tiefsitzende Prägungen an. Viel zu viel passiert in unserem Hirn ganz automatisch. Wenn wir das verstehen und akzeptieren, haben wir eine Chance, etwas zu ändern – zum Beispiel, wenn es um Menschen aus anderen Kulturen geht, durch reale, eigene Erfahrungen mit ihnen.

Wenn das Hirn nicht richtig funktioniert, wird die Seele krank. Natürlich wissen wir heute, dass alles miteinander zusammenhängt, der Magen-Darm-Trakt mit seinen zahllosen Sensoren ist mit dem Gehirn in vielfacher Art und Weise in beide Richtungen verbunden, überhaupt spielt der lange unterschätzte Darm eine große Rolle bei der Produktion der Botenstoffe. Aber über allem thront das Hirn. Wenn das Gehirn aufgibt, ist das menschliche Leben zu Ende. Es kann sein, dass das Herz noch schlägt und die Muskeln und Knochen und der Darm noch ihren Dienst tun, aber das Menschsein, das Fühlen und Denken, ist vorbei.

Ich empfehle sehr, dieses Organ pfleglich zu behandeln. Stress und Multitasking, lang anhaltende Aufregung, Schlaflosigkeit, weggedrückte Angst und weggedrückter Ärger sind nicht gut für das Gehirn. Unterforderung auch nicht. Es ist das einzige Organ im Körper, das durch häufiges Benutzen immer besser wird. Die beste Prophylaxe gegen Alzheimer besteht darin, das Gehirn zu fordern. Durch häufiges Nichtbenutzen legen wir ganze Bereiche still, sie sterben nach und nach ab. Das Gehirn bildet aber neue Hirnzellen und nutzt diese, wenn es viele Impulse bekommt und sich gebraucht fühlt.

Alles, was passiv konsumiert wird, macht im Einzelfall nichts aus, bringt in der Summe aber ziemlich sicher Abstumpfung bis – lassen Sie es mich so deutlich sagen – Verblödung mit sich. Ständiges Fernsehen oder Surfen im Internet führt zu diesem Prozess. Es ist geradezu unverantwortlich schlecht für unser Gehirn, dass wir Hirnfunktionen an elektronische Geräte delegieren und damit vieles outsourcen. Wenn Kinder, deren Gehirn in der Entwicklungsphase unglaublich schnell und viel lernt, nur noch am PC oder am Handy hängen, schadet ihnen das sehr. Diese Geräte rechnen, sie fotografieren (so dass das fotografische Gedächtnis überflüssig wird), sie speichern Termine, übernehmen die Orientierung in der Welt.

Besonders bedrohlich ist es, wenn wir nur noch schriftlich zwischen Tür und Angel über SMS und Mails zu anderen Kontakt aufnehmen. Wir verflachen auf diese Weise emotional. Denn bei dieser Art der Kommunikation wird nur ein Teil unserer Sinne angesprochen. Die Lebendigkeit geht verloren, die bei einem echten Austausch stattfindet, bei dem wir gestikulieren und uns gegenseitig beobachten, bei dem wir das Leuchten in den Augen unseres Gegenübers wahrnehmen und diesen Reiz dann blitzschnell in unserem Gehirn verarbeiten. Genauso fehlt auch das Vertiefen der Gedanken, an dem sich ein gesundes Gehirn erfreut: Fragen stellen, Antworten suchen. So etwas funktioniert nicht mit hundertdreißig Zeichen. Da nützen auch die ganzen albernen Emoticons nichts.

Um uns lebendig zu fühlen, brauchen wir den Kontakt zum Lebendigen. Haben wir ihn nicht, wirkt sich das negativ auf die Produktion der Botenstoffe aus, und außerdem: Unser Gehirn liebt Lebendigkeit, Neues, Wärmendes, Schönes, Begeisterndes. Wir sollten ihm das geben, es bitte nicht immer nur mit Fast Food, mit Negativmeldungen, mit Stumpfsinnigem füttern. Der Dalai Lama empfiehlt: »Begib dich einmal im Jahr an einen Ort, an dem du noch nie gewesen bist.«[3] Recht hat er. Es darf ruhig noch ein bisschen öfter sein.

Die meisten Gehirne sind negativ verschaltet

Wer in Deutschland aufwächst, ist fast schon dafür prädestiniert, sich eines Tages ziemlich schlecht zu fühlen. Bereits Kindern wird beigebracht, ihre Gefühle zu unterdrücken. Sie lernen, sich zu beherrschen, sich zusammenzureißen, keine Gefühle zu zeigen – in vielen Familien ist so etwas erstrebenswert. Das mag verwundern, schließlich haben wir die Achtundsechziger, die Revolution der Gefühle, durchlaufen. Doch die alten deutschen Werte sitzen tief. Immanuel Kant, der Aufklärer, hat uns geprägt: »Der Mensch kommt nicht auf die Welt, um sein Leben zu genießen, sondern um seine Pflicht zu tun.« Diese Haltung haben wir Deutsche verinnerlicht, und auch deshalb fühlen sich so viele Menschen hier schlecht, überfordert, unzureichend. Dazu passt, dass Deutschland mehr psychosomatische Betten hat als der Rest der Welt zusammen.

Bei uns, in manchen Bundesländern ganz besonders ausgeprägt, gibt es eine Grundstimmung, die den Kindern ins Gehirn eingepflanzt wird, sobald sie auf der Welt sind. Manchmal bekommen sie schon im Mutterleib durch die

3 http://mymonk.de/18-regeln-nach-denen-der-dalai-lama-lebt/ (Stand: Juni 2017)

Hormonausstöße ihrer Mutter mit, was sie draußen erwartet. »Wenn du das und das tust, dann passiert das und das.« – »Du wirst schon sehen …« – »Wenn es dem Esel zu wohl ist, dann geht er aufs Eis.« – »Den Tag nicht vor dem Abend loben.« – »Wer zuletzt lacht, lacht am besten.« Das sind die Leitsätze, die Millionen Menschen begleiten und unsere Kultur prägen. Wer mit ihnen aufwächst, der traut sich nicht viel, und er traut sich nicht besonders viel zu. Der zieht den Kopf ein, geht auf Nummer sicher, fürchtet, dass er sowieso gleich eins auf den Deckel bekommt. Wie soll einer da stark und mutig werden und lernen, sich selbst wieder aus dem Sumpf herauszuarbeiten?

Beim Aufwachsen fehlt es oft an der nötigen Wärme. Auch das ist ein deutsches Phänomen mit ungünstigen Auswirkungen. »Nicht geschimpft ist gelobt genug.« So einen Satz haben viele tief in ihrem limbischen System verankert. Gerade die unmittelbaren Nachfahren der Kriegsgeneration – also die Jahrgänge etwa ab 1945 bis hinein in die sechziger Jahre – haben ihren Kindern bewusst oder unbewusst mitgegeben: Halte dich zurück, mach dich klein, wage nicht, dein Köpfchen aus der Menge herauszustrecken. So etwas wirkt wie eine Droge, wenn es nur rechtzeitig, in den prägenden Phasen, in die kleinen Köpfe getrichtert wurde.

Viele Menschen, die trotzdem herausragen und Erfolg haben, können das dann deshalb irgendwie nicht richtig genießen. Das kann man oft beobachten. Sie – besonders häufig sind es Frauen – haben das Gefühl, sich dafür entschuldigen zu müssen, weil sie doch eigentlich nicht besser sein dürften als andere, es ist, als hinge ein Damoklesschwert über ihnen.

Diese eher negative, missmutige Haltung zum Leben ist für Kinder gar nicht gut. Sie setzt sich im Hirn fest. Auch Schuldgefühle, die oft nicht aufgelöst, sondern totgeschwiegen und so nonverbal von Generation zu Generation weitergetragen werden, sind weit verbreitet und unheilvoll. Wenn im Leben Fehler passieren: Schuld. Wenn man etwas riskiert hat und es schiefging: Schuld. Hätte man doch, wäre man doch, würde man nur: Das sind Sätze der Eltern, die wie Gift in alle Nervenbahnen sickern. Doch sie können an Einfluss verlieren.

Zum Gift gibt es ein Gegengift. Das Gegengift sind neue Erfahrungen. Immer und immer wieder ausprobiert und eingeübt. Wir müssen damit aufhören, ständig nur auf unsere Defizite zu achten. Was nicht wirkt: Wenn man immer und ewig darüber nachdenkt, was passiert ist. Auch nicht, wenn man sich in die Welt der Ahnen begibt und sich bemüht, deren Leben, deren Schicksalsschläge bis ins Detail zu erfassen und daraus für seinen eigenen Lebenskampf einen Schluss zu ziehen. Wir wissen heute aus Experimenten, wie leicht das Gehirn zu beeinflussen ist und Dinge für bare Münze nimmt, die jemand gar nicht selbst erlebt haben muss, sondern die ihm suggeriert wurden.

Das Gehirn ist manchmal einfach bequem. Es will Ordnung und Ruhe haben. Deshalb verfälscht es Erinnerungen. Hauptsache, es passt. Ich halte es für richtig herauszubekommen, welche Leitsätze einen geprägt haben. Diese Sätze prägen einen ja noch ganz aktuell. »Ich muss mich anpassen, sonst werde ich nicht geliebt.« – »Nur wenn ich fleißig bin, gehöre ich dazu.« Solche Glaubenssätze verlieren oft erst dann an

Macht, wenn sie identifiziert sind. Feind erkannt, Feind gebannt. Das ist etwas anderes, als sich an jede Szene aus der Kindheit erinnern zu wollen.

Es fällt mir dazu eine Übung ein, die in den Gruppenstunden in unserer Klinik gerne gemacht wurde und die sich als wirkungsvoll, manchmal geradezu als Schlüsselerlebnis erwies. Die Teilnehmer sollten die Glaubenssätze aufschreiben, die ihnen das Leben schwer machen. Die meisten mussten eine Weile überlegen, aber gefunden hat bisher jeder seine stillen Begleiter. Die Aufgabe war dann, diese Sätze in ihr Gegenteil zu verkehren.

Ein junger Mann, der an Depressionen litt und große Probleme mit seinem Selbstbewusstsein hatte, trug vor: »Ich werde nur akzeptiert, wenn ich keinen Fehler mache.« Die Gruppe stellte nun seinen Satz auf den Kopf: »Ich werde akzeptiert, wenn ich Fehler mache.« Diesen Satz musste er nachsprechen. Das war nur der Anfang. Zum Schluss lautete der Satz: »Ich werde geliebt wie kein anderer, wenn ich den größten Scheiß baue!« Großes Gelächter, viel Spaß begleitete die Übung. Sie wirkte, weil sie so überraschend war. Lustige, schöne Überraschungen liebt unser Gehirn, weil sie von so vielen Emotionen begleitet werden.

Zur Verstärkung haben wir in der Klinik dann auch noch gerne Folgendes gemacht: Jeden Morgen gab es um 9 Uhr eine Morgenrunde im Kaminzimmer. Dort war wenig Platz, die Leute – etwa hundert an der Zahl – waren also gezwungen, sich dicht an dicht hinzusetzen. Allein schon dieser Umstand war eine gute Herausforderung für Menschen, die sich mitsamt ihrer Depression oder Sozialphobie weit von anderen zurückgezogen haben. Auch hier musste der gerade erwähnte Herr das Gelernte lauthals wiederholen: »Ich werde geliebt wie kein anderer, auch wenn ich den größten Scheiß baue.« Er bekam für seinen mutigen Auftritt Applaus. Die Menschen lachten, waren begeistert von ihm, umarmten ihn. Auch ich umarmte ihn.

So eine Erfahrung wird sich natürlich nicht so tief verankern wie Erfahrungen aus der frühen prägenden Zeit. Aber sie wird, weil sie mit intensivem Erleben verknüpft ist, in Erinnerung bleiben. Je öfter jemand so etwas für sich wiederholt, desto mehr prägt es sich ein. Warum, glauben Sie, sind die Pinnwände in den Patientenzimmern fast immer zugepflastert mit schönen Bildern und Sprüchen? Damit so etwas in Erinnerung bleibt. Ich habe es nicht gesehen, aber ich würde wetten, dass der gerade erwähnte junge Mann an seiner Pinnwand einen Zettel hatte, auf dem stand: »Ich werde geliebt wie kein anderer, auch wenn ich den größten Scheiß baue.« Den Zettel wird er sich hoffentlich noch mal angesehen haben, bevor er die Nachttischlampe ausgeknipst hat – denn über Nacht wirkt so etwas besonders gut.

Der viel zu hohe Anspruch – oder warum Glückssuche Stress bedeutet

Perfekt sein zu wollen, toll sein zu wollen, möglichst keinen »Scheiß« zu bauen, sondern immer zu funktionieren – ich habe viele erlebt, die von diesem Anspruch an sich selbst in die Knie gedrückt wurden, Bedrückung und Beklemmung waren irgendwann ihr bestimmendes

Lebensgefühl. Ich blicke, wie gesagt, auf die Erfahrung mit etwa dreißigtausend Patientinnen und Patienten zurück. Da entsteht ein deutliches Bild.

»Alles gut?«, ist heute eine geläufige Floskel – und Ausdruck erschreckender Oberflächlichkeit in unserem täglichen Umgang miteinander. Es ist eine Frage, die ich gar nicht mag. »Wie geht es dir?« Diese Frage ist ehrlicher. Zumindest, wenn sie verbunden ist mit echtem Interesse an der Antwort.

Es ist nämlich tatsächlich eigentlich nie alles gut. Und das Schlechteste ist obendrein, wenn man das von sich erwartet. Wie will einer dann aushalten, was im Leben, in so gut wie jedem einzelnen Leben, an Schwierigem und Traurigem passiert?

Die Geschichte des Fußballtorwarts Robert Enke, der sich im November 2009 das Leben nahm, hat für mich eine große Symbolkraft. Ich habe ihn persönlich nicht kennengelernt. Aber man kann sagen, er hat in Deutschland die Sicht auf Depressionen verändert. Es war damals wie ein Donnerschlag. Ich erinnere mich an die *stern*-Titelgeschichte kurz darauf: »Ich war depressiv« hieß sie. In ihr »outeten« sich verschiedene Sportler, zum Beispiel auch der Skispringer Sven Hannawald. Sehr vielen Menschen wurde in dieser Zeit bewusst, was sich hinter einer fast schon titanenhaft starken Fassade verbergen kann. Depressionen, Leid und Elend. Die Geschichte von Robert Enke ist, jedenfalls nach außen, die Geschichte eines verzweifelten Mannes, der versucht hat, sich ein Leben lang zusammenzureißen und »negative« Gefühle wie Angst, Traurigkeit und auch Wut über Kränkungen nicht zuzulassen. Der sich auferlegte, dagegen anzukämpfen, weil er immer wieder funktionieren wollte, und dem es nicht gelang, diese Gefühle zu integrieren.

Da ich mir von diesem sehr sympathisch wirkenden Mann keinen persönlichen Eindruck machen konnte, wäre es vermessen, seine Geschichte, die so tragisch endete, aus der Ferne zu beurteilen. Ich habe mir als Psychiater aus dem, was ich über ihn gelesen habe, natürlich dennoch ein Bild gemacht. Und ich muss sagen, dass dieser Mann mich an so viele Patienten erinnert, die ich im Laufe meines Berufslebens gesehen habe. Starke Menschen waren das, gefühlvolle, sympathische, die immer gegen das vermeintlich Negative in sich selbst angekämpft haben. Und die das Schwere, Bedrohliche dadurch verstärkt haben, dass sie sich selbst dafür geradezu hassten.

In der ganzen Psychosomatik gilt: Je mehr du gegen ein Symptom ankämpfst, desto stärker wird es. Das Ziel in der Behandlung ist die Integration, nicht das Niederkämpfen von vermeintlich schlechten Gefühlen. Alle Gefühle sind in Ordnung, sind willkommen: gute und schlechte, helle und freudige, düstere und traurige. Es ist so wichtig, zu akzeptieren, dass nicht immer alles gut ist und sich kein Mensch schämen muss, weil in ihm alles schreit: Alles schlecht, bleib mir vom Hals mit deiner dummen Frage! Aber das ist schwer in einer Gesellschaft, die dazu neigt, diesen Teil der Gefühlswelt wie eine Krankheit zu betrachten und wie aussätzig zu behandeln.

Es wäre übrigens viel gewonnen, wenn wir uns von einem inzwischen ziemlich verbreiteten Glücksanspruch befreien würden. Glückssuche ist Stress. Zufriedenheit als Grundstimmung reicht. Von dieser

Ebene aus, einem grundsätzlichen, etwas stilleren Einverständnis mit dem Leben, lassen sich auch schwierige Zeiten besser in den Alltag integrieren. Der Mechanismus, sich selbst immer mit hohen Zielen zu drangsalieren, führt zu permanenter Entwertung, weil man nie so gut ist, wie man es von sich selbst und wie es vielleicht auch die Umwelt von einem erwartet.

Ich habe einen Patienten vor Augen, einen begabten, sympathischen Rechtsanwalt Anfang vierzig, er war von geradezu bestürzender Freundlichkeit, man sah ihn nie ohne Lächeln, keine Fahrstuhlfahrt mit ihm, ohne dass er irgendetwas Nettes, Höfliches, Aufmunterndes gesagt hätte. Nur war er ja nicht in die Klinik gekommen, weil es ihm so ausgesprochen gut ging. Das war nichts weiter als ein – für ihn und seine Mitmenschen – ziemlich anstrengendes Muster, das er sich sehr früh antrainiert hatte.

Er stammte aus einer Familie, in der Leistung alles bedeutete und jede Art von Schwäche bestraft wurde. Sogar für einen Sprachfehler, den er in den frühen Lebensjahren hatte – er konnte das »sch« nicht richtig aussprechen und sagte stattdessen »ch« –, wurde er von seiner Mutter geschüttelt und nachgeäfft. Also gab er von klein an alles, um Anerkennung zu bekommen. Er riss sich ständig zusammen. Er war einer, der auf die Frage »Alles gut?« immer antwortete: »Alles super!« Er hatte Jura studiert, war bald Unternehmensberater geworden – und dann, ausgelöst durch Beziehungsprobleme, kam plötzlich, mit Ende dreißig, der Zusammenbruch. Er konnte nicht mehr schlafen, er kam morgens nicht mehr aus dem Bett, sein Magen rebellierte, er hatte ständig Durchfall. Er hatte schon Panik, wenn er nur daran dachte, das Haus zu verlassen.

Es dauerte lange, bis er sich entschloss, psychische Hilfe zu suchen, das war für ihn das Eingeständnis, versagt zu haben. Vorübergehend verordnete ich ihm Medikamente, die seine Angst lösten und die ihm aus der akuten Krise halfen. Vor allem musste er dann aber lernen, er selbst zu sein. Ein Mensch, der nicht immer nett und perfekt sein und das Beste vom Besten erreichen will, sondern einer, der sich ärgern und schlecht gelaunt sein darf, der manchmal jemanden im Aufzug so blöd findet, dass er einfach nicht mit ihm spricht.

Eine wichtige Übung, für die ich ihn motivieren konnte, war, richtig, richtig unfreundlich zu sein. Zwei Tage lang sollte er auf jedes freundliche Angebot mit »nein« reagieren. Ohne Lächeln! Einfach mal am Tisch sitzen und zuhören, mittelmäßig, ach, mehr noch: ein Unsympath, ein Spielverderber sein. Und was sollte er dabei lernen, und was lernte er auch dabei?

Dass die Welt nicht untergeht. Dass ihn dafür niemand bestraft. Im Gegenteil, es ist ja so: Die Menschen haben mehr Respekt, wenn jemand nicht immer nett ist, sondern Kontur zeigt. Er stellte erstaunt fest, dass sich ein paar Mitpatienten so richtig ins Zeug legten, um ihn freundlicher zu stimmen. Es waren genau diejenigen, die selbst lernen mussten, sich abzugrenzen und nicht auf Zurückweisung mit verstärkter Anstrengung zu reagieren.

Ich sehe die vielen Glücksexperten kritisch, die sich immer wieder zu Wort melden und suggerieren, man müsse nur den Trick kennen, dann sei dauerhaftes Glück möglich. Bleibt mir weg damit! Die Verfasser solcher Bücher verdienen eine Menge Geld, indem sie unsere Sehnsüchte befeuern. Das wird zumindest ihnen selbst vorübergehende Glücksgefühle bescheren. Ihre Leser setzen sie damit aber unter Druck. Ich mag es nicht, zu erfahren, in welchen Städten angeblich Deutschlands glücklichste Menschen leben. Solche Umfragen werden den Einzelnen sowieso nicht gerecht, so etwas beschwört eine unrealistische Erwartung herauf: Reines, pures Glück ist möglich, man muss nur zur richtigen Zeit am richtigen Ort sein, dann fällt es einem in den Schoß.

Jeder weiß doch, wie es in Wirklichkeit aussieht: Man ist am schönsten Ort – und kann sich sehr schlecht fühlen. Und manchmal sitzt man in einem hässlichen Büro, die Kaffeemaschine ist kaputt, der Kollege schustert einem seine Arbeit zu – und man fühlt sich trotzdem prächtig. Das hat mit den Botenstoffen an den Rezeptoren zu tun.

Überfrachtung macht hilflos

Ich werde immer wieder darauf angesprochen, dass die heutigen Erziehungsmethoden doch für eine prima Botenstoffsituation bei den Heranwachsenden sorgen müssten. Moderne Eltern würden doch alles anders und viel besser machen als vorangegangene Generationen! Von schwarzer Pädagogik keine Spur mehr, auch das schädigende Laisser-faire der Achtundsechziger, das vielen Kindern das Gefühl gab, ihren irre toleranten Eltern völlig gleichgültig zu sein, ist Schnee von gestern. Wenn man junge Eltern zu ihrem Erziehungsstil befragt, dann werden die meisten antworten: Wir verhalten uns einfühlsam, wir fördern das Kind, wir lieben es. Dennoch: Es gibt wieder neue Probleme.

Diese Eltern gehen auf ihre Kinder ein, das ist gut. Die meisten wissen, wie wichtig es ist, Kinder umsichtig zu begleiten, da sich ihr Gehirn in einer so essentiellen Entwicklungsphase befindet. Gewalt in der Erziehung ist verpönt, gedrillt, zusammengestaucht und geprügelt wird wahrscheinlich nur noch in sehr wenigen Familien. Aber man darf sich nicht täuschen lassen. Der enorme Anspruch genau dieser Eltern, an allen Fronten perfekt zu sein, im Beruf wie in der Familie, ist im Grunde nichts anderes als das alte Muster der Überforderung und Pflichterfüllung. Das ewige Ringen um Anerkennung von einer imaginären Instanz wird auch heute den Kindern vorgelebt.

Kinder werden mit enorm viel Bestätigung aufgezogen, ja. Aber es gibt dadurch auch den Anspruch, grandios zu sein. Kinder werden übertrieben gelobt. Wer einigermaßen malt, wird zum großen Künstler erklärt. Eltern geben sich Mühe, ihren Nachwuchs so auszustatten, dass er unbedingt besser und erfolgreicher ist als die anderen. Dahinter steckt die Angst, dass sich das Kind ja eines Tages in einer globalen Welt behaupten muss. Was für eine riesige Freude in der Familie, wenn Lea schon mit einem Jahr trocken ist, ganz im Gegensatz zu Leon, der um die Ecke wohnt und schon zwei ist! Was für ein Aufwand wird betrieben, damit Kinder alle ihre vorhandenen und nicht vorhandenen Talente entfalten können, so früh wie möglich. Tanzen, Flöte spielen, Sprachen sprechen, malen, Dressur reiten …

aber: Zu viel Förderung ist langfristig schlecht. Förderung, Überforderung, der Übergang ist fließend. Es kann nicht jeder top sein, nicht jeder ein Multitalent.

Und es kann für Heranwachsende bitter sein, zu erkennen, dass sich ein großer Graben auftut zwischen dem, wofür einen Mama und Papa halten, und dem, was man in der Schule, im Berufsleben oder in Partnerschaften als Resonanz bekommt. Diese Diskrepanz ist mir in meiner therapeutischen Praxis oft begegnet. Menschen brechen irgendwann zusammen, weil ihr Selbstbild und das, was ihre Umgebung ihnen spiegelt, nicht zusammenpassen.

Es gibt dafür einen Fachbegriff: »Falsches Selbst«. Ein falsches Bild von sich selbst zu haben ist anstrengend. Wer frenetische Claqueure – die Eltern und die Großeltern – gewohnt ist, kommt schlecht damit klar, wenn seine Leistungen von anderen nur als durchschnittlich wahrgenommen werden. So ein Mensch hat letztlich genau die gleiche Angst, nicht geliebt zu werden, wie derjenige, der von seinen Eltern als Kind verdroschen und beschämt wurde.

Der Versuch, die Kinder so früh wie möglich zu Global Playern zu machen, führt öfter mal geradewegs in die Krise. Ich habe im Laufe des letzten Jahrzehnts zunehmend Patienten gesehen, die nicht mehr in der Lage waren, sich für eine Sache zu entscheiden. Sie hatten Eltern, die ihnen alles ermöglichen wollten, und waren mit der Fülle der Möglichkeiten überfordert.

Eine junge Frau, zweiundzwanzig Jahre alt, kam zu mir in Behandlung, weil sie von Tag zu Tag trauriger wurde, sich immer mehr von anderen zurückzog, auch von ihrem Freund, weil sie unter starken Stimmungseinbrüchen litt und keinen Antrieb mehr verspürte, etwas zu tun. Sie lag den ganzen Tag im Bett und beschäftigte sich nur noch mit ihrem Handy und ihrem iPad.

Der Hintergrund: Mit achtzehn hatte sie ihr Abitur gemacht, danach folgte ein Jahr Weltreise, anschließend begann sie in Freiburg Jura zu studieren. Nach zwei Semestern merkte sie, dass ihr das Jurastudium gar nicht lag. Sie brach es ab und zog nach Hamburg, um dort Medienkommunikation zu studieren. Schließlich folgte der Absturz.

Sie konnte mit ihrem Freund nichts mehr anfangen, weil sie im Internet mit so vielen flirtete und chattete, auch mit den vielen Bekannten, die sie auf ihrer Weltreise kennengelernt hatte. Erneut stellte sie ihr Studium in Frage, gleichzeitig tat sich aber keine Alternative auf, denn sie wusste nicht, welches Studium für sie das richtige sein könnte, da die Auswahl so riesig ist. Die junge Frau hat sich völlig übernommen. Erst die Vorbereitung auf das Abitur, dann die Weltreise mit einer Überflutung von Reizen, dann der Umzug nach Freiburg trotz sehr enger Elternbeziehung, dann der Wechsel nach Hamburg – und auch hier war sie wieder entwurzelt.

In der Therapie kam es vor allem auf eines an: Tempo rausnehmen. Sie musste wieder bei sich selbst ankommen. Reizarmut war angesagt. Dann in Ruhe sich ablösen und eine Entscheidung treffen. Unser Gehirn hat, wie ich bereits beschrieben habe, die eigentlich sinnvolle Fähigkeit, bei völliger Reizüberforderung in den Stillstand abzutauchen und sich im Zustand der Gefühllosigkeit eine Reizabschirmung und Auszeit zu genehmigen. Das muss man nur wissen. Denn wenn man sich während einer solchen extrem wichtigen Rückzugs- und Neuorientierungsphase als Versager erlebt und gegen sich selbst kämpft, ist es schwer, das zu tun, was nötig wäre: zu entspannen. Zu re-setten.

Der Anspruch der Eltern an ihre Kinder ist heute zum Glück meist nicht mehr bedingungsloser Gehorsam wie noch in der Generation unserer Großeltern. Dafür aber wollen sie ihre Kinder zu dem zweifelhaften Glück zwingen, mit einem weiten Horizont zu leben, möglichst früh und viel im Ausland gewesen zu sein, immer offen, locker, interessiert und international zu sein. Wenn es um Lebenszufriedenheit geht, dann sprechen heute alle – junge wie alte Menschen – von sozialen Kontakten. Als wäre das ein Zaubermittel dafür, immer jung, gesund und fröhlich sein zu können.

Doch das ständige In-Kontakt-sein-Müssen kann großen Druck ausüben. Ich empfehle: Wer lieber allein sein will, der soll es doch bitte sein. Wer sich überfordert fühlt vom Tanzen auf allen Hochzeiten, der soll das sein lassen und sich für einige wenige Veranstaltungen entscheiden oder einfach zu Hause bleiben und den Vögeln zuhören. Dies ist ein Plädoyer für alle Introvertierten.

Als ich vor kurzem vier Wochen lang durch Neuseeland gereist bin, habe ich in dieser Hinsicht aufschlussreiche Erfahrungen gesammelt. So viele Menschen leben dort zurückgezogen in der Natur und sind vollkommen perplex, wenn man sie fragt, ob sie das nicht depressiv mache. Gerade für mich als Psychiater war das sehr interessant. In der Fachszene ist man sich nämlich einig, dass soziale Interaktion die beste Depressions- und Demenzprophylaxe darstellt, weil durch sie auch die neuronale Plastizität des Gehirns gefördert wird. Wenn dem so wäre, müsste zumindest die halbe Südinsel Neuseelands depressiv und verblödet sein. Ist sie aber nicht.

Meine Freundin, die mich auf dieser Reise begleitete, hatte achtundzwanzig Jahre zuvor ein ganzes Jahr lang auf der Insel gelebt. Das war ein Glück, denn so konnten wir ein paar ihrer alten Freunde besuchen. Einer von ihnen war Hans.

Um zu ihm zu gelangen, fuhren wir etwa fünfzig Kilometer durch völlig einsames Gelände – unter anderem auch über einen Berg, dann weitere fünf Kilometer über einen Feldweg, bis wir schließlich zu einem Gatter kamen. Von dort aus erreichten wir nach weiteren zwei Kilometern das selbstgebaute Haus.

Vor rund dreißig Jahren ist Hans von der Schweiz nach Neuseeland ausgewandert. Er lebte zunächst in einer Art Hippie-WG und hielt sich mit handwerklichen Aushilfsarbeiten über Wasser. Innerhalb von ein paar Jahren sparte er so viel Geld an, dass er ein großes Stück Land kaufen konnte (was damals sehr billig war) – dieses Gebiet war allerdings komplett unerschlossen. Er stellte seinen Campingbus dort ab und begann sich an die Arbeit zu machen: Er tat eine Wasserquelle auf, sorgte für eine Anbindung ans öffentliche Straßennetz, legte Stromleitungen und baute schließlich – mittlerweile zusammen mit seiner Freundin – ein kleines Holzhaus. Die beiden bekamen in dieser Einöde zwei Kinder. Er verdiente zunächst etwas Geld in einer Schreinerei und machte sich dann selbständig. Außerdem engagierte er sich bei dem Aufbau einer Waldorfschule in einem etwa vierzig Kilometer entfernten Ort. Dort lebten die nächsten »Nachbarn«, die man im Schnitt etwa zweimal im Monat traf.

Ich kannte diese Geschichten, bevor ich Hans zum ersten Mal sah, und hatte mir einen verschrobenen Althippie vorgestellt, einen, der autistisch mit seiner Familie vor sich hin lebt. Das krasse Gegenteil war der Fall: Ein fröhlicher, kontaktfreudiger, gutgelaunter Vierundfünfzigjähriger begrüßte uns mit seinen beiden inzwischen fast erwachsenen Kindern. Seine Frau war gerade zu Besuch bei ihren Eltern in der Schweiz.

Die Familie von Hans hat ihren Lebensmittelpunkt in dieser unglaublichen Abgeschiedenheit. Nur stundenweise am Tag gibt es hier Internet- und ebenso selten Handyempfang. Das Holzhaus wurde im Laufe der Jahre mit kleinen Anbauten erweitert, die vier leben aber immer noch sehr einfach – und, das war die Überraschung für mich, sind völlig zufrieden mit ihrem Leben. Zu trinken gibt es nur Quellwasser, zum Anziehen eine kurze und eine lange Hose, und alle Statussymbole, die bei uns so begehrt sind, spielen auf diesem Fleck der Erde keine Rolle. Auf meine Frage, ob sie denn nicht irgendetwas vermissen würden, kam die erstaunte Gegenfrage: Was sollen wir denn vermissen?

Wie schon gesagt: Wenn man den theoretischen Überlegungen zur Entstehung von Depressionen und der Demenz folgt, müssten Menschen, die so leben wie die Familie von Hans, schwerkrank sein. Die Familie von Hans ist aber zufrieden, anspruchslos und unabhängig.

Auch der Neuseeländer, den wir später trafen und der seit Jahrzehnten allein auf seinem Katamaran unterwegs ist, hatte eine gewinnende Ausstrahlung, die mich tief beeindruckte.

Auch in Deutschland habe ich immer wieder mal Menschen getroffen, die durch ihre Bindung zur Natur zu einer tiefen inneren Zufriedenheit gefunden haben. Solche Begegnungen haben mich nachdenklich zurückgelassen und meine Einstellung völlig verändert – im Umgang mit vielen Patienten, die über ihre Einsamkeit klagen, ebenfalls ... Sie bestätigen mich darin, dass Menschen ihre Zufriedenheit auch unabhängig von vielen sozialen Kontakten finden können.

Diese Zusammenhänge muss man erkennen. Das ist ein guter Anfang. Und sich dann klarmachen: Jeder hat sein eigenes Leben. Sein eigenes Gehirn, seine eigenen Bedürfnisse.

Es geht darum, mit gefüllten Segeln das eigene, passende Leben zu führen, mit Höhenflügen und Niederschlägen, ohne die Illusion, weiterhin ein kleiner Star zu sein oder aber die Eltern, die einen noch nie anerkannt haben, doch noch eines Tages für sich zu begeistern. Jetzt geht es darum, seine eigenen Gefühle wahrzunehmen und zu leben und sich von dem unabhängig zu machen, was andere vorleben oder was andere von einem erwarten.

Ich weiß, wovon ich spreche. Ich war kein von den Eltern gehypter Kinderstar. Sondern das Gegenteil. Ich wurde für dumm erklärt, auf mich setzte gerade mein Vater keinen Pfennig. Bei mir hat es verdammt lange gedauert, bis ich mich endlich von der kindlichen Hoffnung verabschiedete, die Aufmerksamkeit und Anerkennung meines Vaters eines Tages doch noch zu bekommen. Seit ich mich selbst anerkenne, wie ich bin, fühlt sich mein Leben richtig an – auch wenn ich einiges ganz anders mache als die meisten.

DAS LEBEN MUSS NICHT SCHWER BLEIBEN, WENN ES SCHWER BEGANN – MEINE GESCHICHTE

Dass ich die Psychosomatik von Geburt an kennengelernt habe, sehe ich inzwischen als Vorteil. Und auch, dass meine eigene Biographie so viele traumatische Erlebnisse enthält. Ich wundere mich manchmal selbst, wie ich es geschafft habe, mein Leben zu meistern und eine ansehnliche Karriere zu machen. Und ich finde es erstaunlich, dass ich trotz allem in der Lage bin, das Leben zu schätzen und oft auch aus vollen Zügen zu genießen.

Schon mein Start ins Leben bietet den nötigen Stoff im Überfluss, um schwer depressiv zu werden. Es begann ganz früh. Ich sollte abgetrieben werden. Meine beiden Brüder, acht und neun Jahre älter als ich, waren gewollt. Nach ihren Geburten hatte sich meine Mutter von meinem Vater drängen lassen, zweimal abzutreiben. Damals war das verboten, aber ein befreundeter Gynäkologe hatte sich dazu bereit erklärt, die Eingriffe vorzunehmen. Als meine Mutter erneut schwanger wurde, lehnte er eine weitere Abtreibung ab. Deshalb wurde ich geboren. Einer der Lieblingssprüche, die mein Vater immer wieder zu mir sagte, war: »Sie haben bei der Geburt aus Versehen das Kind entsorgt. Du bist der laufende Mutterkuchen.« Wie pervers und bösartig zugleich.

Eigentlich hätte mein Leben schön werden können. Die Betonung liegt auf eigentlich. Mein Vater war Arzt, hatte eine Ausbildung am psychotherapeutischen Institut bei Professor Johannes Heinrich Schultz absolviert, einem Mann, der sich während der NS-Zeit für die »Vernichtung« behinderter Menschen eingesetzt hatte. Schultz wurde nach 1945 für das autogene Training berühmt, das er aus der Hypnose entwickelt hatte.

Mein Vater, Wilfried Dogs, war ein leidenschaftlicher Anhänger des Autogenen Trainings und der Hypnose. Er eröffnete 1950 sein erstes Sanatorium für seelische Heilweisen in Hahnenklee im Harz. Meine Mutter war eine schöne Frau, die meinen Vater vergötterte. Von ihm aber, der sich nicht nur wie ein Halbgott in Weiß, sondern fast schon wie Gott auf Erden fühlte, wurde sie geringschätzig behandelt. Beide waren in erster Linie damit beschäftigt, das Sanatorium aufzubauen, und hatten wenig Zeit für ihre Söhne. Meine Mutter kümmerte sich um das Labor und die Verwaltung.

Ein Sanatorium für Psychosomatik war in jener Zeit einzigartig. Mein Vater war damals schon ungewöhnlich erfolgreich, hatte viele Patienten, darunter zahlreiche Prominente, obwohl keine seiner Leistungen über die Krankenversicherung erstattet wurde. Er kam gut an, hatte eine ungewöhnlich warme und herzliche Ausstrahlung, man kann durchaus sagen, er hatte Charisma. Es gab sogar Patienten, die uns Kinder darum beneideten, dass wir so eine Nähe zu diesem gütigen Menschen haben konnten.

Neben der Arbeit feierten meine Eltern viel – auch mit den Patienten – und tranken entsprechend viel. Bei einer dieser Feiern wären meine Brüder und ich beinahe gestorben. Meine Eltern hatten im Rausch den Gashahn in der Küche offen gelassen. Es war reiner Zufall, dass das nachts einer Angestellten aufgefallen war, die den Hahn zudrehte. Da meine Eltern beide rauchten, wären wir bei ihrer Rückkehr sicherlich alle in die Luft geflogen. Eine von vielen Situationen, die zeigen, wie unverantwortlich sie waren.

Mein Vater ging auch immer wieder Affären mit Patientinnen ein. Das gilt als Missbrauch, da sich die Patientinnen ja in einem Abhängigkeitsverhältnis zu ihm befanden. Sobald die zuständige Ärztekammer etwas davon mitbekam, musste er das Sanatorium schließen, das er gerade führte. Wenig später eröffnete er dann die nächste Privatklinik in einem anderen Bundesland. Die Folge war, dass wir laufend umzogen.

Diese Zusammenhänge konnte ich als Kind natürlich nicht erkennen. Erst viel später las ich in einem Gutachten, das die Ärztekammer Niedersachsen über meinen Vater angefertigt hatte, dass er aufgrund der ganzen Vorkommnisse weder fachlich noch persönlich geeignet sei, andere Ärzte auszubilden.

Mein Vater, der nach außen hin so verständnisvolle und warmherzige Arzt, hatte auch noch eine ganz andere Seite – und die offenbarte sich in unserer Familie mit voller Wucht. Mein Vater war ein Despot und ein brutaler und grausamer Mann, der seine Kinder nicht beachtete. Außerdem war er morphiumabhängig und hatte erhebliche Alkoholprobleme. Seine Suchterkrankung war der Ärztekammer schon zum Zeitpunkt meiner Geburt aufgefallen.

Dieser Widerspruch in der Persönlichkeit meines Vaters hat mich mein Leben lang begleitet und auch schon als Kind schwer belastet. Zumal er besonders mich mit geradezu sadistischer Sorgfalt quälte. Er hatte mich ja auch von vorneherein nicht haben wollen. Meine Mutter war wegen seiner Affären ständig in großer Verzweiflung und deshalb für uns Kinder auch kein Halt. Mit der Zeit flüchtete sie sich immer mehr in den Alkohol und ihrerseits in Affären.

Noch im hohen Alter von achtzig Jahren wollte mein Vater durch einen Vaterschaftstest herausfinden lassen, ob er überhaupt mein leiblicher Vater ist. Er hatte mich bei einem Fernsehauftritt gesehen – und meinte anschließend, ich sei nicht sein Sohn. Mir wäre das, offen gestanden, recht gewesen, ich hätte so eine schöne Erklärung für seinen Abscheu mir gegenüber gehabt. Leider aber kam eine Übereinstimmung von achtundneunzig Prozent heraus. Kein Zweifel mehr. Ich war sein Sohn. Er war mein Vater, einer, der mir nicht einen Hauch von Erfolg gönnte und eigentlich nur den Beweis haben wollte, dass ich auf dieser Welt nichts zu suchen hatte. Beste Voraussetzung, sich hier gut einzurichten, oder?

Ich wurde in meiner Kindheit komplex traumatisiert, musste vieles von dem erleben, was mir später Patienten über sich anvertrauten. In den ersten zehn Jahren meines Lebens, in der Zeit, in der sich, wie ich bereits beschrieben habe, die Persönlichkeit formt, war ich dem brutalen Handeln meines Vaters und zunehmend einer ständig betrunkenen Mutter ausgesetzt. Meine Brüder mussten schon im Alter von vierzehn und sechzehn Jahren das Haus verlassen, weil mein Vater sie rausgeworfen hatte – sie konnten mich nicht schützen. Der

Älteste fing ohne Volksschulabschluss eine Kochlehre in einem Hotel an, in dem er auch wohnen durfte. Der Zweitälteste wurde von einem Patienten meines Vaters nach Krefeld mitgenommen und machte dort eine Banklehre. Im Nachhinein betrachtet bin ich wirklich überrascht, dass ich diese Eltern und auch die Zeit danach überlebt habe, die ich in einem Heim verbrachte. Dass in mir überhaupt noch etwas Lebensbejahendes, Kraftvolles übriggeblieben ist, das ist mehr als erstaunlich.

Meine Kindheitserfahrungen haben mir später als Arzt den Mut gegeben, an die Ressourcen meiner Patienten zu glauben. Weil ich als Kind und auch als Jugendlicher endloses Leid erlebt habe und es mir gelungen ist, diese schweren Traumatisierungen in mein Leben und Fühlen zu integrieren, weiß ich, dass man daran nicht zerbrechen muss. Das steht auch so in vielen Büchern, in Ratgebern, in »Think pink«-Bibeln. Ich aber habe es tatsächlich erlebt. Und ich habe früh gelernt, mich an einen inneren sicheren Ort zu flüchten, um das alles auszuhalten. Ich zog mich ganz auf mich selbst zurück, hing meinen Ideen nach, manchmal dachte ich auch an unsere frühere Kinderfrau, die für kurze Zeit eine Art Ersatzmutter für mich war. Sie liebte mich, und ich liebte sie.

Es ist ein großes Geschenk, dass es diesen schönen Rückzugsort gibt. Jeder von uns hat ihn, er muss ihn nur aufsuchen. Und es gibt gute Methoden – von der Meditation über Bergsteigen bis hin zu Garten bepflanzen –, um diesen Ort zu finden und zu pflegen.

Die Foltermethoden meines Vaters waren perfide und zahlreich. Fünf Jahre lang kam er etwa alle zwei, drei Tage nachts in mein Zimmer. Ich wusste nie, ob oder wann genau er kommen würde, und konnte mich daher auch nicht darauf vorbereiten. Er weckte mich dann unter irgendeinem Vorwand – zum Beispiel sagte er zu mir, er wolle überprüfen, ob ich meine Zähne geputzt habe. Dann zog er mich aus dem Bett, schrie mich an, prügelte auf mich ein. Er sagte dann Sätze zu mir wie »Weil ich dich liebe, muss ich das tun«. Solche Doppelbotschaften sind extrem schädlich, sie können zu einer Borderline-Persönlichkeitsstörung führen. Bei mir führte glücklicherweise der desorganisierte Bindungsstil meines Vaters nicht zu einer tiefen Persönlichkeitsstörung.

Den Bindungsstil, den mein Vater praktizierte, bezeichnet man als desorganisiert. Er ist der gefährlichste von allen. Man kann drei Bindungstypen unterscheiden: den sicheren, den unsicheren und schließlich den desorganisierten. Beim sicheren Bindungsstil sind die Eltern immer verlässlich anwesend und geben ihren Kindern das Gefühl von großer Geborgenheit und Sicherheit, auch in Krisensituationen. Wer so aufwächst, hat wirklich gute Voraussetzungen. Beim unsicheren Stil weiß ein Kind immerhin, dass es sich nicht auf die Eltern verlassen kann, das ist nicht schön, aber wenigstens verlässlich. Es besteht die Chance, sich irgendwie darauf einzustellen. Beim desorganisierten Stil weiß man nie, wie die Eltern reagieren werden. Sie sind unberechenbar, arbeiten oft mit doppelten Botschaften (sie erklären beispielsweise auf der verbalen Ebene etwas, was sie auf der Handlungsebene widerrufen). Diktaturen und Terrorregime bauen gezielt desorganisierte Bindungsstrukturen auf. Sie führen zu Angst und größter Verunsicherung. Sie machen Menschen kaputt.

Auch an eine andere Szene muss ich öfter denken: Meine Brüder wohnten bereits nicht mehr zu Hause, ich dürfte so neun, zehn Jahre alt gewesen sein. Wir aßen immer mit den akademischen Angestellten und einer Sekretärin, die die Geliebte meines Vaters war und mit der er auch ein Kind hatte, in einem Essraum in der Klinik. Es gab genau drei Mahlzeiten, zwischen den Mahlzeiten durfte ich weder essen noch trinken. Mein Vater aber hatte zu Hause einen gefüllten Kühlschrank, der nur ihm, dem Chef der Familie, der das Geld verdiente, vorbehalten war. Auch meine Mutter durfte nur mit seiner Erlaubnis etwas aus dem Kühlschrank nehmen. Als Therapeut hat er immer exzessiv die Einstellung vertreten: »Erst kommt das Ich, dann kommt das Du – und dann kommt das Wir.« Eine Regel, der ich im Grunde zustimme. Ich gebe sie sogar an meine Patienten weiter. Mein Vater hat allerdings nur den ersten Teil dieser Rangfolge umgesetzt.

Ich hatte oft großen Hunger zwischen den Mahlzeiten, noch schlimmer aber war für mich der Durst. Eines Tages nahm ich deshalb heimlich eine Flasche Mineralwasser aus einer Kiste, die unter einer der Treppen in der Klinik stand. Ich drückte mich in eine Ecke und trank wie ein Verdurstender. Fatalerweise kam genau in diesem Moment mein Vater den Flur entlang. Als er mich sah, holte er weit aus und schlug mir mit aller Wucht ins Gesicht. Dabei kam er wohl auch an die Flasche, die gegen meine Zähne knallte. Blut lief mir aus dem Mund, ich hatte bei dem Schlag drei Zähne verloren. Mein Vater ging schimpfend und mit wehendem Kittel weiter.

Ich weinte nicht, das hatte ich mir schon lange abgewöhnt. In einer solchen Situation konnte ich jedes Gefühl abstellen. Ich hielt mir die Hand vor den blutenden Mund und spuckte die Zähne aus. Ein Patient, der mich kannte, weil er an meiner Mutter interessiert war, kümmerte sich um mich. Er tupfte mit seinem Stofftaschentuch meinen Mund ab.

So wuchs ich auf. Ich war ein ungewolltes, ungeliebtes, geprügeltes Kind und hatte eine Mutter, die zu schwach und vollkommen unfähig war, meinem Vater etwas entgegenzusetzen. Kinder kennen ja nur die Situation, in der sie leben, und finden sich damit mehr oder weniger ab. Es mag erstaunlich klingen, aber ich war damals auch durchaus fasziniert von der Welt meiner Eltern, ich blickte sogar zu meinem Vater auf. Sie hatten einen bizarren Freundeskreis, der sich regelmäßig bei uns im Wohnzimmer traf. Ich war klein, durfte immer dabei sein und war völlig überfordert.

In dieser Familie hatte ich nie den Ansatz einer Möglichkeit, Selbstvertrauen aufzubauen. Ich bin damit groß geworden, dass mein Vater mir gegenüber dozierte, der Fehler vieler Eltern sei es, ihre Kinder zu überschätzen und zu überfordern. Er würde das ganz bestimmt nicht machen, er sehe mich realistisch. Ich sei eben nicht so intelligent und solle deshalb Schuster werden. Eine Schusterausbildung, mehr aber nicht, würde er mir finanzieren.

Apropos Schuster: Weil mein Vater mir keine Schuhe kaufen wollte, bin ich mit den Schuhen unserer Putzfrau in die Schule gegangen. Solange sie in der Klinik putzte, lieh sie mir ihre aus. Sie hatte so etwa meine Größe. Mit diesen ausgelatschten Frauenschuhen und den abgetragenen Kleidungsstücken, die ich tragen musste, weil ich nichts anderes hatte, war es unmöglich, in der Klasse ein sicheres Standing zu bekommen. Hinzu kam, dass ich ja auch immer wieder Hals über Kopf, manchmal mitten im Jahr, die Schule wechseln und dann wieder in einer neuen festgefügten Gemeinschaft klarkommen musste. Das war sehr schwer für mich. Ich wurde verspottet und angegriffen, aber ich lernte auch, mir Respekt zu verschaffen. Ich musste es ja.

Nach einer der Gewaltorgien meines Vaters lief ich dann eines Tages von zu Hause weg. Niemandem fiel es auf, niemand suchte mich. Ich schlief in einem Park in Hannover, bis die Polizei mich aufgriff und wieder zurück zu meinen Eltern brachte.

Wenige Tage später brach ich nachts mit einem Freund zusammen in das Gymnasium ein, auf das wir gingen. Wir verwüsteten das Klassenzimmer. Ich schrieb meinen Namen an die Wand – einen deutlicheren Hilfeschrei kann man als Kind nicht hinterlassen, das weiß jeder Therapeut. Das Jugendamt wurde eingeschaltet und veranlasste einen Schulwechsel auf eine private Realschule für Knaben.

Das klingt hübsch. Diese Schule war aber ein Heim für schwererziehbare, einsame Jugendliche. Sie befand sich in einem alten Schloss mit vergitterten Fenstern. Wir sprechen von den frühen sechziger Jahren, damals war die Prügelstrafe noch erlaubt, und sie wurde auch häufig eingesetzt. Ich erinnere mich noch, dass ich gleich am ersten Tag von einer Erzieherin eine Ohrfeige bekam, weil ich im Aufgang des Schlossturmes geredet hatte. Gewalt war auch hier allgegenwärtig. Unter den Erziehern gab es umgeschulte Metzgergesellen. Aber nicht nur die Erzieher und Lehrer übten Gewalt aus, sie beherrschte auch das Verhältnis der Schüler untereinander. Wir prügelten uns oft. So ein Stil prägt ja dann das ganze Haus.

Wenn ich an das Heim zurückdenke, dann sehe ich sofort dieses unheimliche, dunkle Gemäuer vor mir. Und ich spüre die Angst, mit der ich dort grundsätzlich unterwegs war. Fünf Jahre verbrachte ich da, die Zeit von meinem zehnten bis zu meinem fünfzehnten Lebensjahr. Die Methoden hier waren ähnlich sadistisch wie die meines Vaters. Das war vielleicht ein Vorteil für mich. Im Grunde hatte ich gar nicht die Sehnsucht nach dem Heilen, nach dem Warmen, nach Geborgenheit – denn ich hatte das alles bisher ja noch nie erlebt.

Nachts war es besonders schlimm. Die Schlafsäle befanden sich im obersten Stock. In jedem Schlafsaal gab es vierundzwanzig Betten, der Raum war unterteilt in vier Abschnitte mit jeweils sechs Betten. Wenn wir im Bett lagen, durften wir nicht mehr miteinander sprechen. Redete einer trotzdem mit seinem Bettnachbarn und der Erzieher vom Dienst bekam das mit, dann wurden auch alle anderen im Schlafsaal bestraft. Wir mussten aufstehen und wurden geschlagen. Manchmal konnte man sich aussuchen, ob man eine Ohrfeige über Langwelle (man sah sie kommen), Mittelwelle (unklar, aus welcher Richtung, aber auch mit längerem Ausholen) oder Kurzwelle (ohne Ansatz, hart und kurz geschlagen) »wollte« – was ich besonders perfide fand.

Oder man konnte »die Affen in Berlin sehen«. Dann zog einen der Erzieher an den Koteletten nach oben, bis man kaum noch stehen konnte.

Die Waschsäle und Toiletten befanden sich im Keller. Wenn man sie nachts aufsuchte, bestand immer die Gefahr, dass man einem älteren Schüler oder einem Lehrer begegnete. Gerade die älteren Schüler waren bösartig. Sie machten sich einen Spaß daraus, einen durch die Gänge zu hetzen, es gab Schläge und Schikanen, weshalb wir lieber aus dem Fenster pinkelten, was natürlich, wenn man erwischt wurde, ebenfalls hart bestraft wurde.

Häufig überfielen sich nachts auch die Schüler der jeweiligen Schlafräume gegenseitig. Dabei wurde mit nassen, verknoteten Handtüchern aufeinander eingeschlagen oder mit Zwillen geschossen, deren Munition auch u-förmige Nägel waren. Durch ein solches Geschoss verlor dann einer meiner Mitschüler ein Auge. Beliebt war auch, jemandem im Schlaf eine Plastiktüte über den Kopf zu ziehen, so dass der Betreffende fast erstickte und in Panik erwachte.

Einmal wollte ich mich nach einer solchen Attacke zu dem Erzieher retten, der Nachtdienst hatte. Ich fand ihn tot auf dem Boden seines Dienstzimmers liegen. Er hatte sich die Pulsadern aufgeschnitten. Alles war voller Blut. Ich lief schreiend durchs Haus. Keiner half mir, diesen Schock aufzuarbeiten. Keinen interessierte es, was ein solcher Anblick mit einem jungen Menschen macht.

In dieser Einrichtung lernte ich, mich durchzusetzen und zu überleben. Ich biss die Zähne zusammen und verstellte mich oft nach außen. Nach und nach dachte auch ich mir böse Spiele aus und erwarb schließlich alle Voraussetzungen, um auf die schiefe Bahn zu geraten.

Die Zeit hier war entscheidend für die Ausformung meiner Persönlichkeit, denn hirnphysiologisch wurden in jenen Jahren bei mir die maßgeblichen Vernetzungen und Verschaltungen gelegt. Als ich das »Schloss« verließ, war ich ein ängstlicher, massiv unsicherer Junge von fünfzehn Jahren, der gelernt hatte, seine Ängste zu verstecken und nach außen hin frech aufzutreten, insbesondere dann, wenn ihm eigentlich das Herz in der Hose hing. Ich handelte kontraphobisch, das heißt, ich suchte immer wieder Situationen, die mir Angst machten, statt sie zu meiden. Das war mein Weg, nicht unterzugehen. Ich habe mich damit komplett überfordert.

Ich hatte gelernt, dass Schwäche zu zeigen vernichtend sein kann, und habe mich deshalb sehr verschlossen. Ich war geradezu sozialphobisch. So wie viele Patienten, die ich heute erlebe. Sie sind verletzt und misstrauisch, gehen anderen lieber aus dem Weg. Oft erreichen sie mit ihrem abweisenden Verhalten genau das Gegenteil von dem, was sie sich wünschen: Anerkennung.

Ich habe bereits von dem Ritus in der Klinik in Scheidegg erzählt, wo sich jeden Morgen um 9 Uhr die Patienten im sogenannten Kaminzimmer trafen. Anwesenheit war Pflicht. Es war, wie gesagt, dort sehr eng, man hatte also gar keine andere Wahl, als dicht an dicht zu sitzen. Viele Patienten versuchten, sich abzukapseln. Sie setzten ein abweisendes, arrogantes Gesicht auf, nach dem Motto: Ich bin was Besonderes. Ich habe mit euch Gestörten nichts zu tun. Oft habe ich erlebt, dass genau diese Personen nach fünf, sechs Wochen gut gelaunt mitten im Pulk saßen und es zutiefst genossen, dazuzugehören. Diese Sehnsucht hatte ich damals auch.

Übrigens: Einige Jahre nach meiner Entlassung musste das Heim wegen »unhaltbarer Zustände« geschlossen werden. Ich hatte das große Glück, anschließend in ein Edelinternat in der Nähe von Hannover zu kommen. Wer sich damals dafür eingesetzt hat, dass ich ein Sozialstipendium bekam, weiß ich nicht.

In diesem Internat, einem alten Landschulheim, herrschte ein völlig anderer Geist. Hier war alles gepflegt und gemütlich. Es gab Zweibettzimmer, Gewalt war verpönt. Im Gegenteil, der Ort war eine Oase des Friedens. Ich hatte Klassenkameraden, die schenkten mir Kleidungsstücke, schöne Pullover, eine Jacke. Hier traf ich auf Lehrer und auch auf Eltern von Mitschülern, die ein Auge auf mich hatten, die mich förderten und vor der Verwahrlosung schützen wollten.

Darauf kommt es an. Solche Zuwendung braucht jeder, der gefährdet ist, verdorben, verroht, der keinen inneren Halt hat, weil ihm der äußere immer fehlt. Auch das habe ich begriffen und in meiner Arbeit umgesetzt. Für Menschen in schwierigen, manchmal extrem schweren Lebenssituationen ist es wichtig, dass endlich einer da ist, der sie sieht und an sie glaubt. Einer, der echtes Interesse zeigt und sich wirklich engagiert.

Anfangs war ich mit der neuen Situation völlig überfordert. Einerseits griffen die Sozialmechanismen, die ich gelernt hatte, nicht mehr: Es kam nicht darauf an, den Frechen, Starken und Coolen zu markieren. Hier war man freundlich und hilfsbereit, Lehrer und Schüler waren keine Bedrohung. Andererseits schämte ich mich, weil ich ein Sozialstipendium hatte. Ich fühlte mich deswegen den vielen adeligen und teilweise auch sehr reichen Mitschülern gegenüber unterlegen. Außerdem hatte ich ja sowieso schon genügend Minderwertigkeitskomplexe. Wie sollte ich da meinen Platz in dieser neuen Gemeinschaft finden?

Ich haute ein paarmal ab und wollte zunächst nicht lernen. Intelligent war ich, schulisch kam ich aber trotzdem nur schwer mit. Ich war ja von der neunten Klasse Realschule in die zehnte Klasse Gymnasium gewechselt, was schon eine Herausforderung war. Außerdem ging der Großteil meiner Energie dafür drauf, diese mir bis dahin komplett unbekannte Welt zu bestaunen. So blieb ich auch gleich mal in der zehnten Klasse sitzen.

Ein großes Problem waren die Ferien für mich. Alle anderen Mitschüler wurden dann von ihren Eltern abgeholt, fuhren zu den schönsten Plätzen der Welt und kamen braun gebrannt zurück – ich hatte meist niemanden, der mich abholte, und auch kein Geld für Reisen. Manchmal fuhr ich in meiner Verzweiflung nach Rinteln, wo mein Vater gerade eine Klinik betrieb. Es war traurig. Keiner wollte mich dort haben.

An meinem eigenen Beispiel kann ich ablesen, wie lange einen die Sehnsucht nach einem Zuhause in Beschlag nimmt, selbst wenn man dort viel Zurückweisung und Demütigung erlebt hat. Und auch, wie schwer es ist, sich von dem Gedanken zu lösen, dass es eine solche Heimat geben muss.

»Verabschieden Sie sich von Illusionen!«, sage ich oft zu Patienten, die nicht aufhören können, auf liebevolle Zuwendung, tiefes Interesse von ihren Eltern oder ihren Geschwistern oder auch ihren eigenen Kindern zu hoffen. Anstatt ihr Leben zu genießen, zimmern sie sich ein Trugbild zusammen. Bei mir ging das so weit, dass ich anderen gegenüber eine Privatwelt erfand und von meinen tollen Eltern, der schönen Mutter, dem charismatischen Vater und meinen angeblich erfolgreichen Brüdern berichtete – und auf diese Weise immer wieder die Realität abspaltete. Ich lebte ja in einer Wirklichkeit, in der ich auf die Kleiderspenden meiner Mitschüler und die Unterstützung der Lehrer angewiesen war. Im Winter zum Beispiel lief ich in einem alten Bibermantel meiner Mutter herum, weil ich nichts Warmes zum Anziehen hatte.

Ich bin – das muss ich hier noch mal betonen, weil es so wichtig für meine Entwicklung war und weil ich gerne möchte, dass viele Menschen begreifen, was sie bewirken können, wenn sie sich für andere engagieren –, also, ich bin in diesem Internat immer wieder großartigen Menschen begegnet, die dazu beigetragen haben, dass aus mir doch noch etwas geworden ist. »Glauben Sie auch an Zufälle! Glauben Sie an das Glück, das manchmal ganz plötzlich aus dem Nichts auftaucht!« Auch dazu motiviere ich meine Patienten.

Mit der Zeit gefiel es mir im Internat immer besser, und ich fasste Vertrauen. Als ich sechzehn war, verliebte sich dann überraschenderweise ein attraktives und gebildetes Mädchen in mich. Eigentlich war sie mit einem gutaussehenden Jungen aus den besten Kreisen liiert, mit dem ich für mein Gefühl nicht im Geringsten konkurrieren konnte. Wie sehr kann man sich täuschen, wenn man sich für unterlegen hält, weil man vom Schicksal nicht so begünstigt wurde. Sie fand offenbar

Werte an mir, die ich selbst nicht erkannte, und entschied sich für mich.

Auch die Eltern dieses Mädchens mochten mich. Für zwei Jahre wurden sie sogar so etwas wie meine Ersatzeltern. Meine Freundin und ich fuhren in den Ferien immer zu ihnen nach Iserlohn. In den Sommerferien, die ich dort verbrachte, arbeitete ich als Müllmann bei einer Müllentsorgungsfirma. Dabei verdiente ich so viel Geld, dass ich meine Freundin sogar zu einem Kurzurlaub nach Tunesien einladen konnte.

Als sie mich dann eines Tages sitzenließ, traf mich das sehr hart. Mit dem Ende dieser Liebesbeziehung verlor ich ja nicht nur sie, sondern auch ihre Familie, die mich so stabilisiert hatte. Ich »rettete« mich in die Drogenwelt. Es begann mit Marihuana, irgendwann probierte ich LSD aus, schließlich spritzte ich Heroin. Die Gefahr war wieder enorm groß, komplett abzustürzen.

Doch ich hatte Glück: Der Vater eines Mitschülers, ein Arzt, erkannte, dass ich ein Drogenproblem hatte. Er nahm mich mit in sein Ferienhaus auf Korsika. Dort schloss er mich für eine Woche in der Kellerwohnung ein – andernfalls wäre ich wahrscheinlich abgehauen – und ließ mich unter seiner Begleitung einen kalten Entzug machen. Die nächsten Wochen war ich in ständiger Begleitung von Menschen, die auf mich aufpassten, sich um mich kümmerten und mir Mut zusprachen. Es ging mir nicht gut in dieser Zeit, es war wie eine Art Horrortrip auf einer schönen Insel. Aber die Menschen um mich herum glaubten an mich und gaben mir Hoffnung. Nach vier Wochen war ich clean.

Aufgrund meiner tiefen Sehnsucht nach Geborgenheit, die, wie beschrieben, in den prägenden Lebensjahren bei mir gar nicht gestillt werden konnte, habe ich eine Suchtstruktur entwickelt. Ich fühle mich magisch angezogen von Destruktivität, zerstörerischen Mustern und Mitteln. Das weiß ich heute, das war mir damals noch nicht bewusst. Heute passe ich auf mich auf und achte darauf, diese Leerstelle so zu füllen, dass es mir gutgeht und meine Gefühle positiv angesprochen werden: Das gelingt mir, wenn ich Bergsteigen gehe, gute Luft einatme oder durch erfüllende Arbeit und durch Liebe.

Mein ältester Bruder starb als Obdachloser in einem heruntergekommenen Wohnmobil. Ich habe ihn lange unterstützt, ihm sehr oft meine brüderliche, aber auch professionelle Hilfe angeboten. Er war schwer alkoholkrank und hatte leider, anders als ich, nicht das Glück, die richtigen Begleiter im Leben zu finden. Vielleicht hatte er auch nicht diesen Ehrgeiz, beweisen zu wollen, dass er nicht im Leben scheitern würde, so wie unser Vater es uns allen vorausgesagt hatte. Für mich ist das ein mächtiger Antrieb gewesen – ich wollte es meinem Vater zeigen, ich gönnte ihm nicht, dass er recht behielt.

Wenn man geeignete Bindungsfiguren findet und willensstark ist, dann kann man sein Leben trotz schwerer, traumatisierender Ereignisse erfolgreich gestalten. Ich selbst habe die Erfahrung gemacht. Deshalb glaube ich daran, dass Menschen, die andere Ärzte vielleicht sofort in die Psychiatrie abschieben würden, ihr Leben wieder in den Griff bekommen können. Für mich gilt: Psychiatrie bei allen schweren psychischen Erkrankungen wie Psychosen und bei allen psychischen Krankheitsbildern, bei denen die Steuerungs- und Handlungsfähigkeit der Patienten stark eingeschränkt ist. Vorher gibt es ambulant oder stationär in einer psychosomatischen Klinik einen großen Spielraum, jemanden zu seinen gesunden Ressourcen zurückzuführen – oder ihm zu helfen, mit seinen schwierigen und vielleicht auch destruktiven Anteilen zurechtzukommen.

Dass ich meine persönliche Lebensgeschichte hier so freiheraus erzähle, liegt nicht daran, dass ich gerne mit ihr hausieren gehe oder Mitleid von anderen erwarte. Ich habe lange nicht darüber gesprochen. Viele Menschen empfinden es als Makel, eine schlechte Kindheit gehabt zu haben, sie schämen sich dafür, was ihnen angetan wurde – so ging es mir auch. Es war mein Geheimnis, nur wenige waren eingeweiht. Heute sehe ich das anders. Wer nicht darüber spricht, schützt in gewisser Weise seine Peiniger. Und wenn ich von meinen Patienten erwarte, dass sie mir all das Schreckliche und Beschämende aus ihrem Leben erzählen, dann muss ich doch selbst den Mut haben, mich zu zeigen.

Der Psychiater und Bestsellerautor Manfred Lütz sagte einmal sinngemäß in einem Vortrag, er verstehe gar nicht, warum Menschen Therapeuten aufsuchten. Diese hätten doch in der Schule nur gepaukt, um Psychologie oder Medizin studieren zu können, und während des Studiums ständig über Büchern gesessen, um ihr Examen zu schaffen. Anschließend würden sie die Zeit mit ihren Patienten in einem kleinen Zimmer verbringen – und das wahre Leben nur aus dem Fenster beobachten. Wie sollten solche Menschen denn Personen mit extremen Erfahrungen und schwerem Schicksal helfen können?

Gut, dass es auch Therapeuten gibt, die selbst eine

Menge erlebt haben. Und ich bin sicher nicht der Einzige, der das für sich in Anspruch nehmen kann.

GEFÜHLE SIND KEINE KRANKHEIT

Es ist ein Segen, dass die Behandlung der Psyche heute eine selbstverständliche Kassenleistung ist und kaum einer mehr ernsthaft daran zweifelt, dass psychische Probleme ebenso schwerwiegend und schwer erträglich sein können wie körperliche Leiden.

Dennoch, je stärker sich die Psychotherapeuten und Psychiater auf der Bühne der Mediziner positionierten, desto bereitwilliger und vorschneller wurden psychische Abweichungen vom Mittelmaß als behandlungsbedürftig eingestuft. Heerscharen von wohlmeinenden, aber auch übereifrigen oder einfach auch geldgierigen Fachleuten trafen und treffen auf Menschen, die stark verunsichert sind und nicht wissen, welche Kräfte in ihnen sitzen. Das Leben verlangt ja viel von den meisten heute. Konkurrenz im Privaten wie Beruflichen, sehr anstrengende Arbeitsbedingungen – und dann ist da oft niemand mehr, der erklären könnte, worauf es ankommt. Eltern, Pfarrer, Lehrer: Sie wissen es oft selbst nicht oder sind zu sehr mit sich selbst beschäftigt, um andere zu stärken und vorübergehend zu stützen – vor allem aber: zu beruhigen.

So geraten meiner Erfahrung nach viele Menschen in psychotherapeutische oder psychiatrische Behandlung, die vor allen Dingen ein Problem haben: Angst vor ihren Gefühlen. Lähmende Angst, nie wieder auf die Beine zu kommen, wenn sie einmal die innere Balance verloren haben. Viele Eltern trauen ihren Kindern heute nicht zu, normale Probleme zu meistern, damit fängt die Sache schon an – ob es um Streit im Sandkasten geht, um schlechte Noten in der Schule oder um Liebeskummer in der Pubertät. Und sie glauben auch für sich selbst nicht daran, dass sie allein aus sich selbst heraus bald wieder gesund und munter sein können, wenn sie Kränkungen erleben – indem sie nämlich durch diese schwierigen Zeiten hindurchgehen.

Angst vor der Angst, Angst vor der Wut, Angst vor dem Wechselspiel des Lebens. Angst prägt so viele Menschen, die ich über die Jahre erlebt habe. Es macht sie übervorsichtig und dauerbekümmert. Dabei, das ist die riesige Lernaufgabe, ist es doch sowieso unmöglich, das Leben zu kontrollieren. Es besteht aus Aufs und Abs. Wem es gelingt, das anzuerkennen, sich in die Wellen zu werfen, statt ihnen möglichst auszuweichen und viel zu früh um Hilfe zu schreien, findet Halt. Halt in sich selbst. Er wird sogar, ich verspreche es: immer stärker. Schaffen Sie mutig Raum für Ihre Gefühle – die herrlichen, aber auch die bedrückenden: Darum soll es auf den folgenden Seiten gehen!

TRAUER

Seien Sie traurig. Lassen Sie Tränen zu. Genießen Sie sogar das Gefühl von Traurigkeit – das mag merkwürdig klingen, aber wenn Sie etwas voll und ganz fühlen, dann sind Sie sehr nah bei sich selbst, und das ist etwas

Angenehmes. Zeigen Sie Schwäche und Schmerz auch vor anderen. Die meisten von uns gestehen sich nicht zu, dass bestimmte Ereignisse sie traurig machen. So entsteht Mutlosigkeit.

Wir Menschen sind Gefühlswesen mit langen Antennen. Jeden Tag gibt es Grund zur Freude und Grund zum Ärger – aber die meisten gehen mit sich um, als müssten sie funktionieren wie Maschinen. Sie erwarten von sich eine stabile Gefühlslage. Es gehört zu ihrem Selbstbild, dass sie es sportlich wegstecken, wenn sie gekränkt und verletzt werden, respekt- oder lieblos behandelt werden von ihrem Partner oder den Kindern, von den Arbeitskollegen, von ihrem Chef.

»Was kränkt, macht krank«, sagt man in der Psychosomatik. Es sind die vielen verdrängten kleinen Traurigkeiten, die Enttäuschungen und Verwundungen, die dann in der Summe irgendwann zu einer Depression führen. Die Reihenfolge ist häufig: Viele Kränkungen führen zur Frustration, viele Frustrationen führen zur Resignation, und die dann wiederum führt in die Depression.

Ich rate den Menschen, die zu mir kommen, sich Zeit zu nehmen für die Trauer. Sie sollen Ereignisse, die eine große Bedeutung für sie haben, wie der Tod eines geliebten Menschen oder das Ende einer wichtigen Beziehung, ausreichend betrauern. Das »Trauerjahr« ist eine kluge Tradition. Es bedeutet vor allem: Trauer braucht Zeit und braucht Raum.

Deshalb ist es so falsch, wenn wir einer Trauerphase, die länger als ein paar Wochen dauert, den Stempel »pathologisch« verpassen. In der DSM-5, der aktuellen Auflage des Diagnosemanuals für psychische Störungen der amerikanischen psychiatrischen Vereinigung, steht das allen Ernstes so: Wer zwei Wochen nach dem Verlust eines geliebten Menschen über Symptome wie Niedergeschlagenheit, Appetitverlust, Gewichtsabnahme, Antriebslosigkeit, sozialen Rückzug und/oder Schlafstörungen klagt, ist »depressiv«. Das DSM-3 von 1980 hatte dem trauernden Menschen noch ein ganzes Jahr zugestanden, das DSM-4 von 2000 schon nur noch zwei Monate. Und jetzt also nur noch vierzehn Tage.

In der Klinik erlebe ich immer wieder Menschen, die sich zum ersten Mal zugestehen, aus tiefster Seele zu weinen. Sie haben sich Monate lang verboten zu fühlen, sich diszipliniert und sind dabei erstarrt. Andere Kulturen sind uns in dieser Hinsicht überlegen. Da klagen und schreien die Menschen am Sarg oder am Grab. Nahestehende halten sie – und halten das aus. Es ist schädlich, in solch schwerer Zeit stark sein zu wollen, rational, vielleicht sogar noch für andere ein Vorbild an Unerschütterlichkeit und Würde, als gälte es, sich eine Ehrennadel zu verdienen. Dass wir so intensiv fühlen können, ist Teil unserer Person, und es hat seinen Sinn. Klagen und Schreien, wenn etwas sich unfassbar traurig anfühlt. Lachen und laut singen, wenn unser Herz vor Glück überquillt. Gut so. Nicht nur zu den vorgegebenen Zeiten, Bedrücktheit am Karfreitag, Frohsinn am Faschingsdienstag!

Schon oft habe ich Menschen helfen können, die mit der Diagnose »reaktive Depression« (also eine durch äußere Ereignisse ausgelöste Depression) in Behandlung kamen, indem ich Trauer und Erschütterung normalisiert habe. Konkret denke ich an ein Paar, dessen achtzehnjährige Tochter auf tragische Weise ums Leben kam. Eine Fehldiagnose hatte dazu geführt, dass wertvolle Zeit verstrichen war und die junge Frau nicht mehr gerettet werden konnte. Vier Monate nach ihrem Tod kamen die betroffenen Eltern in die Klinik. Sie blieben sechs Wochen. Was sie lernen mussten, war zuallererst, dass es keinen Druck gibt, diesen Schicksalsschlag schnell zu verarbeiten. Die beiden waren sportlich sehr aktiv und hatten eine unternehmungslustige Clique. Schon kurz nach dem Tod ihrer geliebten Tochter, das muss man sich mal vorstellen, hatten sie die Sorge, den Sportsfreunden mit ihrer Trauer die Stimmung zu verderben.

»Es ist nicht krank, wenn ich um einen Verstorbenen trauere. Es ist gesund!«, habe ich zu den beiden gesagt, »die gesellschaftliche Vorstellung, dass man bald wieder lachen muss, ist krank!« Dieser Anspruch entspringt der Angst, dass einem selbst etwas Vergleichbares passieren könnte, und dieser Angst wollen sich viele nicht stellen.

Wir haben auch immer wieder ältere Menschen in der Klinik gehabt, deren Partner gestorben waren. Sie waren verzweifelt. Nicht nur über den Tod, sondern auch, weil sie das Gefühl hatten, den Erwartungen nicht mehr zu entsprechen, ihren eigenen und denen der anderen. Sie fanden, sie müssten das doch wegstecken können, sie seien doch alt genug, hätten doch mit dem Wissen gelebt, dass es einmal so kommen würde, dass einer von ihnen beiden als Erster sterben werde. Sie wollten diese Katastrophe in ihrem Leben rationalisieren. Die Angst war immens, bald nicht mehr dazuzugehören und zu stören.

Gefühle wie Angst, Trauer, Wut, Unsicherheit und

auch Neid gehören aber genauso zu uns wie Freude, Mut, Glück und Zuversicht. Es ist auffallend, dass wir die Tendenz haben, traurige Menschen aufmuntern zu wollen, damit sie wieder lachen – weil wir ihre Traurigkeit nicht ertragen. Umgekehrt kommt doch aber niemand zu mir, wenn ich viel lache und mich freue und sagt: »Fang doch endlich mal wieder an zu weinen …«

In einer Leistungsgesellschaft sind fröhliche Gesichter erwünscht und nicht weiter auffällig, der Traurige, Weinende aber soll sich verstecken, weil er vermeintlich schwach ist – und auch, weil er mit seiner Reaktion zeigt, dass das Leben eben nicht immer zu kontrollieren ist, sondern manchmal sehr schwer und verstörend sein kann. Viele spielen dieses Spiel mit, vertuschen, wie verletzbar sie sind, wie schlecht es ihnen geht, und so machen es sich schließlich alle gegenseitig schwer, das zu leben, was wahr ist. Ein anstrengendes, verwirrendes Spiel: sich hinter einer Fassade zu verstecken, eine Maske aufzuhaben, bis man selbst kaum mehr auseinanderhalten kann, was Maske ist und was das eigene Gesicht.

Dabei ist es doch so: Das ganze Spektrum an Gefühlen, zu dem jemand imstande ist, macht nahbar und sympathisch. Wir fühlen uns zu Menschen hingezogen, die echt sind und mit ihren Gefühlen im Reinen sind, die ausdrücken, was in ihnen vorgeht, weil sie sich zugestehen, das zu spüren. Sie wirken entspannend, da sie vorführen, dass man nicht immer gut drauf sein muss, sondern manchmal auch einfach kaputt, pessimistisch und schlechter Laune sein darf.

ANGST

Angst, das wird oft vergessen, ist ein sinnvolles Gefühl – und sie gehört zur Grundausstattung des Menschen. Hätten wir keine Angst, würden wir uns in jede Gefahr begeben und uns schaden. Wir würden von hohen Felsen in tiefblaues Wasser springen, ohne vorher zu überprüfen, ob das Wasser tief genug ist. Wir würden uns in unserem Job um Kopf und Kragen reden, weil wir ja keine Angst hätten, dass uns anschließend gekündigt wird. Oder wir würden, sofern es die Gelegenheit dazu gäbe, auf einen Löwen zugehen, der uns zerfleischt.

Manche springen trotzdem vom Felsen in ein unbekanntes Gewässer, das kann mit einer Botenstoffschieflage zu tun haben. Solche Menschen aber sind Ausnahmen, an ihnen sollten wir uns kein Beispiel nehmen. So gut wie alle Menschen haben Angst in bestimmten Situationen, es sei denn, sie stehen unter schweren Drogen und ihr Selbstbild ist verzerrt.

Ich amüsiere mich immer wieder darüber, wenn ich daran denke, wie einmal eine Patientin nach einem Vortrag zu mir sagte, ich sei ihr so angespannt vorgekommen. Als Atemtherapeutin könne sie mir eine gute Atemtherapiemethode empfehlen, mit der ich meine Redeangst schnell in den Griff bekommen würde. Ich antwortete ihr: »Nein danke! Ich bin eben aufgeregt, wenn ich einen Vortrag halte, ich habe jedes Mal Angst, dass ich nicht überzeugend bin, dass die Leute gähnen und keiner lacht. Aber ich will diese Angst behalten. Sie gehört zu mir.«

Um Menschen mit Ängsten die alles überschattende Bedrohung zu nehmen, mache ich gerne diesen Spaß:

»Wenn Frauen keine Angst mehr vor Spinnen hätten, wo sollten sich Männer dann noch als Helden beweisen?« Man darf ängstlich sein, rot werden vor Aufregung, ins Stottern kommen, sich unbehaglich fühlen. Wir sind keine Roboter. Gott sei Dank ist es noch nicht so weit.

Manches sitzt fest in unserem limbischen System, und weder unsere Erfahrungen haben es relativiert noch unsere Ratio. So kommt es, dass wir uns in einem Flugzeug verdammt unsicher fühlen können, obwohl Statistiken beweisen, dass die Wahrscheinlichkeit, im Auto auf dem Weg zur Arbeit zu sterben, erheblich größer ist, als mit einem Flugzeug abzustürzen. Dennoch ist es nachvollziehbar, sich in einem künstlichen Vogel in zehntausend Metern Höhe beklommen zu fühlen. So etwas muss ich Patienten mit Flugangst immer wieder sagen. Wer Flugangst hat, hat recht. Wir Menschen sind nicht zum Fliegen geboren.

Die Idee, sich mit der Angst zu versöhnen und ihr ein klein wenig Anerkennung zu zollen, hat für viele schon etwas Entspannendes. Jemand, der Panikgefühle bekommt, wenn er in einem überfüllten Zug sitzt, hat auch recht. Es ist doch wirklich unangenehm, wenn man mit so vielen Fremden auf engem Raum zusammengepfercht ist. Eigentlich ist nicht die Angst erstaunlich, sondern die Tatsache, dass viele Leute in einer solchen Situation keine Angst haben.

Ängste können sehr belastend werden – vor allem, wenn man sich in sie hineinsteigert. Aus einer relativ normalen Angst kann sich eine generalisierte Angststörung entwickeln. Auch deshalb ist es so wichtig, als Therapeut Gelassenheit auszustrahlen und die

Menschen darin zu bestärken, ihre Angst erst einmal zu akzeptieren. Mit manchen Ängsten kann man ganz gut leben, nehmen wir noch mal die Angst vor Spinnen: Wie oft haben die meisten von uns mit Spinnen zu tun? Auch nicht öfter als mit zähnefletschenden Dobermännern. Kommt jemand auf die Idee, sich die Dobermann-Angst wegtherapieren zu lassen? Nein. Also. Genauso gut kann man eine mittelmäßige Angst vor Spinnen in sein Leben integrieren.

Ist eine Angst im Alltag störend, empfehle ich, sich ihr zu stellen. Angst hat immer einen bestimmten Ablauf: Erst steigt sie an. Dann kommt es zum Plateau. Dann lässt die Angst wieder nach. Viele Ängstliche steigen während des Anstiegs aus – zum Beispiel, bevor sie es wagen, vor einer Gruppe zu sprechen. Sie sind sich sicher, dass sie das nicht schaffen. Alles in ihnen schaltet auf Vermeidung, auf Flucht, sie wollen wegrennen, ihr Atem wird knapp, ihr Herz rast, ihre Angst ist fürchterlich.

Aussteigen aber ist ein Fehler. Es ist so, als würde ein Dompteur sein wildes Tier einfach machen lassen. Will es davonrennen, lässt er es rennen. Will es ihn zerfleischen, lässt er es ihn zerfleischen. Das wilde Tier übernimmt das Kommando – und der Mensch ordnet sich unter. Es ist wichtig, sich selbst Einhalt zu gebieten: Aussteigen gibt es nicht, zumindest nicht über körperliche Symptome!

Als ich zweiundzwanzig Jahre alt war, habe ich als Animateur für einen Reiseveranstalter in Südfrankreich gearbeitet und war jeden Abend für das Bühnenprogramm in einer Disko zuständig. Ich war damals so unsicher, dass ich mich schwertat, vor mehr als zwei Leuten zu sprechen. An solchen Abenden waren es über hundert Personen, und ich musste Witze in drei Sprachen machen und Spiele organisieren. Anfangs wollte ich einfach nur davonlaufen. Um die Angst zu überwinden, trank ich mir vor jedem Auftritt Mut an. Mit der Zeit wurde es immer besser. Ich bekam das Abendprogramm hin. Die Leute waren begeistert und merkten gar nicht, wenn ich nervös war – nach einem halben Jahr ging es ohne Wein.

Als Therapeut motiviere ich Patienten, die unter einer Angstproblematik leiden, mit viel Einsatz, um ihre Grenzen zu sprengen. Menschen, die beispielsweise Höhenangst hatten, wurden von mir dazu gebracht, mit der Gondel auf den Hochgrat zu fahren, einen fast zweitausend Meter hohen Berg im Allgäu – ein solcher Ausflug war für sie eine atemberaubende Herausforderung. Davor habe ich ihnen den Mechanismus von Angst erklärt und auch thematisiert, dass wir Menschen dazu neigen, Angstsituationen durch körperliche Symptome zu vermeiden. »Das ist das Wesen der Psychosomatik«, sagte ich.

Aus der Psychotherapieforschung wissen wir, dass das Einzige, was Menschen zur Veränderung bringt, hoher Leidensdruck ist. Die Forscher sprechen von »kognitiver Dissonanz«; das bedeutet, dass das Leben, das ich führe, von dem Leben, das ich führen möchte, extrem abweicht. Je größer die Abweichung, desto mächtiger ist der Leidensdruck. Dieser Leidensdruck führt dann irgendwann im besten Fall dazu, dass wir in der Lage sind, große Schritte zu machen.

Die meisten Menschen schieben chronische Konflikte vor sich her, setzen sich nicht mit ihnen auseinander und sind deshalb unfähig, etwas an ihrer Situation zu verändern. Das liegt daran, dass wir von Natur aus feige und bequem sind und lieber in die Vermeidung gehen, als mutig das anzupacken, was uns Angst macht. »Leiden ist leichter als Handeln«, ist eine frustrierende Erkenntnis aus jahrelanger Arbeit in der Psychosomatik. In unserem Fachbereich erleben wir immer wieder, dass Menschen in die Krankheit ausweichen, um sich bestimmten Angst- oder Konfliktsituationen nicht stellen zu müssen.

Mit meinen Angstpatienten habe ich beachtliche Fortschritte erzielt, wenn sie diesen Mechanismus verstanden haben und dann bereit waren, etwas zu unternehmen, was ihnen zunächst natürlich höchst unangenehm war. Wenn wir dann gemeinsam in der Gondel auf den Hochgrat geschaukelt sind, passierte es immer wieder, dass jemand in Ohnmacht fiel. Insbesondere, wenn sich die Gondel einmal nicht mehr weiterbewegte, was ja öfter mal vorkommt, und wir mehrere Minuten über dem Abgrund hingen. Die Patienten wussten, dass sie von einem Fachmann begleitet wurden, der ihnen im Notfall zur Seite stand. Und ausnahmslos alle waren wahnsinnig stolz auf sich selbst, wenn sie oben auf der Aussichtsplattform standen. Sie hatten endlich die Angst überwunden, die sie daran hinderte, an vielen interessanten Unternehmungen teilzunehmen. Das war der Durchbruch. Der wesentliche Schritt hatte darin bestanden, zu spüren, dass die Symptome ihre Macht verloren haben. Der Körper begriff: Ich kann noch so viele Symptome produzieren, ich muss mich der herausfordernden Situation stellen.

Übrigens kann man auch die Angst vor Spinnen in wenigen verhaltenstherapeutischen Sitzungen loswerden – wenn man unbedingt will oder mit den ungeliebten Tieren eng zusammenleben muss. Das Prinzip ist immer das gleiche: sich gut auf die Situation vorbereiten, die Sache intellektuell verstehen, sich dann dem Schrecken aussetzen, ihn aushalten – der wesentliche Schritt ist gemacht!

Ganz wichtig ist: Wer sich ohne professionelle Hilfe seinen Ängsten stellt, muss darauf achten, sich damit nicht zu überfordern. Und Achtung: Es kann durchaus sinnvoll sein, Ängste zuzulassen, die das Leben nicht wirklich behindern. Der Satz »Ich darf ängstlich sein« hat oft schon erheblich dazu beigetragen, die Probleme zu verringern.

WUT

Wut – schlimm, denken Sie, oder? Verboten! Gehört sich gar nicht in Zeiten, in denen jeder Zweite das Buch *Gewaltfreie Kommunikation* von Marshall Rosenberg im Regal stehen hat und ein stets freundlicher Ton zu unseren Umgangsformen gehört.

Verstehen Sie mich nicht falsch. Gewaltfreie Kommunikation ist gut, ich bin gegen Gewalt. Aber nicht gegen Wut. Das ist Lebendigkeit pur. Dieses Gefühl gehört zu uns – sonst hätten wir es nicht. Schauen Sie sich Kinder an. Wie können die traurig, ängstlich und wütend sein, wenn man sie nicht dafür verurteilt, wenn man ihnen nicht schon früh weismacht, dass solche Gefühle etwas Verbotenes sind.

Gerade die aggressiven Anteile spalten viele von sich ab. Das gehört sich nicht, sagt ihnen ihr wohlerzogenes Hirn. Manche sind sogar stolz darauf, dass sie nie wütend werden. »Bei mir braucht es sehr lange, bis ich mich ärgere«, ist so ein Spruch, den ich oft von Patienten höre, der bei mir aber keinen Beifall findet. Oder auch das halte ich für gar keine gute Idee: »Ich habe mir vorgenommen, mich einfach nicht mehr zu ärgern.« Man setzt sich sehr unter Druck, wenn man Gefühle verleugnet, die nun mal da sind. Das tut nicht gut. Emotionen gehören zu uns – und sie wollen sich bemerkbar machen. Dafür sind sie doch da.

Wer gegen seine Gefühle anarbeitet, schafft sie deshalb noch lange nicht ab. Wir alle kennen Leute, die mit zusammengekniffenen Lippen lächeln und so tun, als könnte ihnen nichts mehr etwas anhaben. In ihnen aber kocht es, haben sich Wut und Verletztheit breitgemacht. Sind solche Menschen, die ihre Gefühle unterdrücken können, besser als Menschen, die ihre Wut rauslassen? Die zeigen, wer sie sind und wie sie wirklich fühlen?

Nein, sie sind nicht besser. Im Grunde genommen sind genau sie die schlecht Erzogenen! Sie haben, oft von klein auf, nicht gelernt, ihre Kränkungen richtig wahrzunehmen. Manche können nicht formulieren, was sie stört. Sie fühlen sich schlecht, man sieht es ihnen auch an – aber sie haben keine Antwort auf die Frage, was mit ihnen los ist.

Das kann man ändern. Sich selbst wahrzunehmen ist sinnvoll und möglich. Tagebuch schreiben ist hilfreich. Auch für Männer übrigens. Wer allein vor einem weißen Blatt Papier sitzt und in sich hineinfühlt, der wird nicht aufschreiben: »Es geht mir herrlich, alle sind nett zu mir«, wenn das nicht stimmt. Man weiß eigentlich, was mit einem selbst los ist. Man muss nur den Zugang zu sich selbst und seinen Gefühlen suchen.

Eine verbreitete Variante, seine Wut zu verleugnen, sind die äußerst ungesunden, von mir so getauften »ostfriesischen Schweigetage«. Sie sind besonders verbreitet in Partnerschaften, aber sie entfalten ihre zerstörerische Kraft durchaus auch unter Kollegen, unter Geschwistern oder unter Nachbarn. Ein gekränkter Gesichtsausdruck gehört dazu und ebenso der Wille, auf keinen Fall mitzuteilen, was einen wirklich beschäftigt.

Der klassische Dialog, wenn denn überhaupt noch einer stattfindet, verläuft dann so – das weiß ich, weil es mir unzählige Male so in paartherapeutischen Sitzungen erzählt wurde:

»Du hast doch was …«

»Nein, nichts …«

»Aber ich spüre doch, dass du was hast …«

»Nein, da ist nichts.«

Dann wird geschwiegen, wochenlang, manchmal monatelang! Manche Paare schweigen schon seit Jahren frustriert vor sich hin. Sie haben sich an diesen Zustand gewöhnt, sie warten darauf, dass der andere auf sie zukommt. Da das beide voneinander erwarten, passiert nichts. Beide leiden, beide werden immer verspannter, ihre Lebensqualität ist miserabel. Aber einfach mal rechtzeitig sagen, was los ist, das schaffen sie nicht. Menschen, die so leben, werden irgendwann einmal depressiv, denn ihre Gefühle richten sich wie eine schwere Waffe gegen sie selbst. Oder sie explodieren eines Tages.

Ich muss in diesem Zusammenhang an eine Geschichte aus dem Buch *Verbrechen* von Ferdinand von Schirach denken, an eine Geschichte, die, das kann ich mir gut vorstellen, vielleicht wirklich so passiert ist. Ein Arzt, der die Gutmütigkeit und Geduld in Person ist, wird von seiner Frau schikaniert und drangsaliert. Er reagiert darauf so freundlich wie möglich und unternimmt alles, um es ihr recht zu machen und sie zu besänftigen. Sie jedoch lässt sich immer mehr gehen und wird immer unmäßiger und böser. Und dann bringt er sie eines Tages um, mit einer Axt hackt er auf sie ein.

Zwei Dinge dazu: Hätte er früher seinen Ärger gezeigt, hätte es seine Ehefrau wahrscheinlich nicht gewagt, sich immer schlechter zu benehmen und immer mehr Grenzen zu überschreiten. Und hätte er rechtzeitig eine Grenze gezogen, dann wäre das Drama zum Schluss ziemlich sicher nicht passiert.

Also weg mit dem Anspruch, über den Dingen stehen zu wollen! Raus mit dem Ärger, an der richtigen Stelle. Wenn wir zulassen, dass sich Spannungen immer wieder in uns aufbauen, und es uns nicht gelingt, uns zu lockern und unsere Gefühle da zum Ausdruck zu bringen, wo sie hingehören, dann kann das zu Nervosität, Gereiztheit, Schlafstörungen führen. Es lohnt sich, solche Symptome ernst zu nehmen und zu hinterfragen. Am besten, bevor sich ernsthafte Krankheiten entwickeln oder sich alles mit einem Mal wie ein Vulkan entlädt.

NARZISSMUS – DIE SEHNSUCHT NACH ANERKENNUNG

Hinter Narzissmus verbirgt sich ein starkes Gefühl: die Sehnsucht nach Anerkennung. Deshalb widme ich mich diesem Thema hier. Im umgangssprachlichen Gebrauch ist der Begriff »narzisstisch« immer negativ konnotiert. Dieser Annahme widerspreche ich: Gesundes narzisstisches Verhalten (benigner Narzissmus) ist eine hervorragende Prophylaxe gegen Depressionen. Sich selbst der Nächste zu sein, sich selbst zu lieben und sich einzugestehen, dass man ständig auf der Suche nach Anerkennung ist – das ist gut! Jeder Mensch sucht übrigens nach Anerkennung.

Den bösartigen (malignen) Narzissmus gibt es natürlich auch, davon sind aber nur sehr wenige Menschen betroffen. Wer unter dieser schweren Persönlichkeitsstörung leidet, hat kein Mitgefühl für andere und geht wegen seines überbordenden Geltungsbedürfnisses über Leichen. Betroffene benutzen ihre Familie, Mitarbeiter und Freunde, um rücksichtslos ihre Interessen durchzusetzen. Als maligne Narzissten sind Menschen wie Hitler oder Stalin in die Geschichte eingegangen.

Menschen hingegen, die darum kämpfen, Wertschätzung von anderen durch Leistung, Engagement oder auch durch öffentliche Auftritte zu erlangen, sind gutartige Narzissten. Anerkennung brauchen wir alle, auch wenn lange Zeit viele Therapeuten ihren Patienten eingeimpft haben, sie müssten sich von der Anerkennung anderer unabhängig machen. »Liebe dich selbst«, hieß es, »und dann lieben dich andere.«

Das stimmt nur zum Teil, denn ich brauche auch die Liebe und Anerkennung der anderen, um mich lieben zu lernen. Die gutartigen Narzissten – ich sehe mich selbst als einen und nenne mich deshalb manchmal spaßhaft einen »bekennenden Narzissten« – wissen das und unternehmen viel, um diese Wertschätzung zu bekommen. Sie rackern ihr Leben lang, um sich und dem Umfeld zu beweisen, dass sie etwas wert sind.

Ich stehe dazu, dass diese Sehnsucht nach Anerkennung mein Leben lang mein Motor war. Meine Vorträge habe ich nicht nur für die Zuhörer gemacht, sondern auch um mich selbst zu stabilisieren. Der Applaus ist das Pflaster auf die Wunden meiner Kindheit. Dass ich diese Abhängigkeit von der Anerkennung mir selbst zugestehe und auch meiner Umwelt offen vermittle, macht mich sicherer.

Deshalb rate ich auch meinen Patienten und Klienten: Stehen Sie dazu, dass Sie Anerkennung brauchen! Dann können Sie mit diesem Bedürfnis spielerisch umgehen. Die Gefahr liegt lediglich darin, sich in dieser Sucht zu verlieren, nicht mehr auf seine Grenzen zu achten – und zu verbrennen.

Alle Narzissten, ob gutartig oder bösartig, können aufgrund ihrer Struktur und Bedürftigkeit sehr viel bewegen und erreichen. Sie geben alles! Der gutartige kann hervorragend motivieren, mitreißen und dient auch oft als Vorbild, weil er ja selbst so viel (auch für andere) tut. Nicht wenige, die wir wegen ihres Altruismus bewundern, sind eigentlich gutartige Narzissten, die das, was sie machen, nicht für andere, sondern für ihr eigenes Selbstbild tun. Das schmälert nicht ihre Leistungen, erklärt nur, warum manche Menschen sich so sehr aufopfern – scheinbar vollkommen selbstlos.

Was – gutartige wie bösartige – Narzissten miteinander verbindet, ist ihre hohe Kränkbarkeit. Das ist leicht erkennbar daran, wie sie auf Kritik reagieren. Sie hören beispielsweise nicht die positiven Beiträge zu ihrem Vortrag, sondern fixieren sich auf die eine Person, die etwas Abwertendes gesagt hat oder vielleicht auch nur die Stirn gerunzelt oder gegähnt hat. Sie genießen nicht den Applaus, sondern warten auf stehende Ovationen. So erreichen sie nie Zufriedenheit. Es ist wie mit einem Fass mit löcherigem Boden, man kann so viel reinschütten, wie viel man will, nichts bleibt hängen, alles sickert durch.

Der bösartige Narzisst reagiert auf Kritik mit Angriff und Vernichtung, der gutartige mit dem wahnsinnigen Bemühen, es beim nächsten Mal besser zu machen – oder mit Rückzug. Der bösartige ist unbeliebt, verbreitet Angst und ist immer umgeben von Schmeichlern und Claqueuren, der gutartige dagegen sucht die Nähe von Wohlgesonnenen, er wird durchaus gemocht und versucht sich durch Großzügigkeit und Toleranz beliebt zu machen.

Wenn wir uns zugestehen, dass wir alle die große Sehnsucht nach Anerkennung in uns tragen und jeder auf seine Weise und mit seinem persönlichen Hintergrund versucht, diese Aufmerksamkeit zu bekommen, dann verliert auch der Begriff »Narzisst« seinen pathologischen Beigeschmack.

Bitte schön: Seien Sie eine Narzisstin oder ein Narzisst. Lieben Sie sich selbst, und schauen Sie, dass Sie die

Bestätigung bekommen, die Ihnen das Leben versüßt. Achten Sie auf sich selbst: Lachen Sie herzlich darüber, wenn Sie mal wieder versucht haben, andere zu manipulieren, damit die Sie toll finden. Und passen Sie besonders gut darauf auf, dass Sie sich selbst nicht nur dann anerkennen, wenn die ganze Welt Ihnen zuprostet, sondern besser auch dann schon, wenn sich Ihre Frau oder Ihr Mann über Sie freut.

Trauer und Angst, Wut und Sehnsucht nach Liebe und Anerkennung: Leben Sie Ihre Gefühle. Nehmen Sie sie ernst. Schämen Sie sich nicht dafür, diese Gefühle sind in allen Schattierungen Teile Ihrer Persönlichkeit.

Man muss sich deshalb noch lange nicht benehmen wie ein Kind in der Trotzphase. Schließlich haben wir ein rationales Gehirn, mit dem wir unsere Emotionen ganz gut in Bahnen lenken können, damit sie dem Moment angemessen sind. Also nicht einen Polizisten anschreien mit den Worten »Sie blöder Bulle«, auch wenn man das gerade so fühlt, oder zum Chef sagen, wenn man sich mal wieder über ihn ärgert: »Mir reicht's mit dem Sauladen! Ich kündige!« Es ist gut, dass wir von Natur aus so ausgestattet sind, dass wir einen gewissen Spielraum haben bei der Entscheidung darüber, wie und wann wir unsere Emotionen und Begehrlichkeiten zum Ausdruck bringen – zumindest dann, wenn uns die Wut nicht völlig ergreift, weil ein wirklich wunder Punkt getroffen wurde.

Aber, wie gesagt, mächtige Gefühle zu verdrängen ist nicht sinnvoll. Sie verschwinden nicht einfach wieder von selbst, das tun nur wenige, sie stauen sich vielmehr auf. Dann können sie sich wie eine Autoimmunerkrankung gegen die eigene Person richten. Oder sie kommen zum falschen Zeitpunkt und den falschen Personen gegenüber zum Ausbruch; Personen, die sich nicht wehren können.

Ich erzähle meinen Patienten dazu gerne die folgende Geschichte, und viele von ihnen erkennen sich darin wieder: Stellen Sie sich vor, Ihre vergangene Nacht hätte so ausgesehen: Gegen 23 Uhr sind Sie eingeschlafen, gegen 3 Uhr wieder wach geworden, bis halb fünf haben Sie sich im Bett hin und her gewälzt und darüber nachgegrübelt, dass Ihr Chef Sie unfair kritisiert hat, dann sind Sie wieder eingeschlafen, und um 6.30 schließlich hat der Wecker geklingelt. Sie sind völlig gerädert, leicht gereizt und leicht reizbar. Jetzt braucht es nicht viel am Morgen, um Ihre innere Drehzahl weiter zu erhöhen.

Viele Leute verlassen morgens angespannt ihr Zuhause und nehmen diese aufgeladene Stimmung mit ins Büro, ohne wahrzunehmen, was mit ihnen eigentlich los ist. Es wäre so gut, wenn wir, bevor wir zur Arbeit gingen, einen Moment innehalten und einfach nur erspüren würden, wie unsere Stimmung gerade ist.

Weiter geht es: Sie haben einen wichtigen Termin, kommen aber in einen Stau. Die innere Anspannung steigt weiter, obwohl – das sage ich meinen Patienten gerne – so etwas wie ein Stau oder die Wartezeit beim Arzt eigentlich eine gute Gelegenheit zur Entspannung sein könnte, denn Sie können in dieser Zeit ja sowieso nichts tun.

Nun kommen Sie also verspätet in die Firma und schleichen mit einem schlechten Gewissen durch die

Flure. Das heißt: Sie beginnen Ihren Arbeitstag schon voller Spannung. Sie beherrschen sich dann den ganzen Tag über, da man bei der Arbeit ja bitte keine Gefühle zeigt. Hinzu kommt noch der alltägliche lästige Kleinkram, und Ihre Wut wird immer größer und größer. Sie sind eine tickende Zeitbombe.

Schließlich stürzen Sie sich in den Feierabendverkehr und nehmen nur noch Feinde wahr – und in diesem Gemütszustand treffen Sie dann wieder zu Hause ein. Jetzt sollte eigentlich der angenehme Teil des Tages beginnen. Aber von wegen. Der geringste Anlass genügt, Sie aus der Fassung zu bringen.

Ich empfehle: Auch auf dem Weg von der Arbeit zurück nach Hause sollte man einen kurzen Moment innehalten und in sich hineinhören, ob da nicht irgendwelche Anspannungen lauern. Wer über sich Bescheid weiß, kann seinen Ärger und seine Wut anders abbauen.

Klassischerweise aber läuft es so ab: Der Vater, der zu feige war, sich mit seinem Chef auseinanderzusetzen, lässt seine Wut an seiner Frau aus. Die beschimpft ihren Sohn, der lässt seinen Frust am Hund aus. Und der Hund beißt den Vater – leider nicht den Chef, sonst wäre die Sache am Ende doch noch gerecht ausgegangen.

Ich habe oft Paare bei mir sitzen, die zutiefst deprimiert sind. Immer wieder stellt sich in den Gesprächen heraus, dass allein schon deshalb keine gute Stimmung mehr zwischen den beiden Partnern aufkommen kann, weil beide so viel angestaute Wut und Ärger mit sich herumschleppen. Wer sich ärgert oder wütend ist, kann nicht empathisch sein und kann nicht gut zuhören. Sein limbisches System ist schon gefordert genug.

Es ist so wichtig, die eigenen inneren Spannungen früh wahrzunehmen, die Themen, die einen beschäftigen, zu erkennen und so früh wie möglich die Probleme dort anzusprechen, wo sie hingehören. Leider ist es eine weitverbreitete Unart, mit anderen Menschen über andere zu reden, aber nicht mit denen zu sprechen, mit denen man sich auseinandersetzen sollte. In der Psychologie nennt man solches Verhalten Konfliktverschiebung: Wir verschieben Konflikte auf ungefährliche Themen und streiten über diese dann mit ungefährlichen Personen. Oder wir beschimpfen die Falschen oder lassen unsere Wut an den Falschen aus: an anderen Autofahrern (die das, was wir sagen, oft zum Glück nicht hören können), an Familienmitgliedern, die das nicht verdient haben, an unserem Hund.

Ein sechsunddreißigjähriger Orthopäde kam zu mir in Behandlung, nachdem sich seine elfjährige Tochter erhängt hatte. In der Ehe hatte es erhebliche Spannungen gegeben, und die Tochter hatte mehrmals gesagt, dass sie es zu Hause nicht mehr aushalte und zur Tante ziehen wolle, weil es bei ihr so harmonisch und friedlich sei. Die Eltern haben die Wünsche ihres Kindes nie ernst genommen und auch ihre eigenen Konflikte nie thematisiert. So musste erst die Tochter sterben, damit die Eltern bereit waren, sich ihren Problemen zu stellen.

Ich erlebe es in meinem Berufsalltag leider häufig, dass Kinder unter den Beziehungsproblemen der Eltern extrem leiden und dadurch krank werden. Deswegen hier noch einmal die deutliche Aufforderung: Wenn Sie Spannungen in Ihrer Beziehung erkennen, thematisieren Sie sie, klären Sie alles mit Ihrem Partner, und laufen Sie nicht vor den Schwierigkeiten weg. Im Konflikt bleiben ist eine Grundregel, die sowohl für private Beziehungen als auch für Arbeitsbeziehungen gilt.

VERDRÄNGTE GEFÜHLE MACHEN KRANK

Es ist so selbstverständlich, dass jeder Tag mit Unzufriedenheit und Stress beginnt. Ein Blick in den Spiegel, und sofort der Schreck: Ich sehe nicht gut genug aus. Ich werde alt. Mein Haar ist dünn. Wie soll ich da mithalten können?

Dann geht es weiter: Bin ich gut genug im Job? Sind andere vielleicht besser? Setzt da nicht gerade ein Jüngerer an, mich zu überholen? Die vielen Diktate von außen: Iss gesund! Achte auf deine Figur! Treibe Sport! Bilde dich weiter, lern Klavier, schreib ein Buch, mach eine großartige Party, bleib dein Leben lang fit; du siehst doch, dass das geht, Iris Berben und George Clooney machen es vor! Weil alle denselben unerreichbaren Idealen hinterherrennen, gewinnt man schnell den Eindruck, das sei normal.

Was glauben Sie, welche Auswirkung diese ständige Unzufriedenheit und dieser ständige Stress auf die Botenstoffe haben? Wer immer unter Druck steht und immer negativ über sich denkt, der produziert zu viel Adrenalin und zu viel (oder auch zu wenig) Cortisol – also nicht die richtige Menge an Hormonen, die wir brauchen, um uns wohl zu fühlen und gesund zu bleiben. Es fehlt dann an Serotonin, Endorphinen oder Oxytocin. Oxytocin ist wie eine ungefährliche Droge, die bewirkt, dass wir Vertrauen zu anderen Menschen aufbauen, und paradoxerweise auch, dass wir akzeptieren, dass Älterwerden ein guter physiologischer Prozess ist, mit dessen Einschränkungen wir durchaus umgehen können. Ich erlebe immer wieder, dass viele von uns genau damit große Probleme haben. Dabei kann bewusstes Altern, wenn wir uns darauf einlassen, so schön sein. Es ist doch entlastend, wenn man nicht mehr ständig ganz vorne mithalten muss. Der Irrsinn der Selbstoptimierung im Alter führt letztlich nur dazu, dass wir faltenfrei und gesund ernährt dement werden.

Erst wenn der physische oder psychische Zusammenbruch erfolgt, werden die Menschen (kurzfristig) wach. Ich frage meine Patienten dann gern: Wann haben Sie zum letzten Mal etwas Schönes gemacht? Wann sind Sie an einem Fluss entlanggewandert? Wann haben Sie bewusst Vögel zwitschern gehört? Wann haben Sie das letzte Mal ein wirklich offenes und inniges Gespräch geführt? Nicht selten werde ich mit großen Augen angeschaut. Oder wenn ich frage: »Was tun Sie in Ihrem Leben, damit es Ihnen gutgeht?« Auch da ist die Antwort oft ein beklommenes Schweigen.

Auffallend ist, dass viele meiner Patienten mit einem enormen Wissen ausgestattet sind; was sie nicht alles gelernt haben – sie kennen sich aus mit der Wirkung von Nahrungsergänzungsmitteln oder können mir den Sinn und Zweck bestimmter gymnastischer Übungen oder sogar Übungen aus dem Kamasutra erklären. Aber sie wissen nicht, wie sie für sich selbst sorgen sollen; sie wissen nicht, was sie brauchen, damit es ihnen gutgeht, damit sie mit sich im Reinen sind.

Wenn die Anforderungen an sich selbst hoch sind, vielleicht auch noch eine biographische Krise dazu kommt, dann wird es besonders heikel. Die Menschen werden nicht nur seelisch, sondern auch körperlich krank.

So erging es auch einem meiner interessantesten Patienten. Der achtzehnjährige Mann wurde uns von einer Frankfurter Klinik zugewiesen. Er hatte zuvor bereits mehrfach spontane Stimmritzenkrämpfe erlitten, deren Auslöser rein psychischer Natur war. Die Kontraktion der Muskeln im Bereich der Stimmritze ist eigentlich ein schützender Mechanismus, der verhindern soll, dass Flüssigkeiten in die nahe gelegene Luftröhre eintreten. Bei jeder dieser Verkrampfungen war er dem Ersticken nahe. Nach der Erstbehandlung durch den Notarzt kam er auf die Intensivstation und musste intubiert werden. Nachdem dies einige Male passiert war, entwickelte er so große Ängste vor einem möglichen nächsten Anfall, dass er sich nichts mehr zutraute und sich nur noch in der Nähe von Krankenhäusern aufhielt. Alle bisherigen Psychotherapien hatten ihm nicht weiterhelfen können. Schließlich wurde er mit einem Rettungshubschrauber zu uns gebracht, angeschlossen an ein mobiles Sauerstoffgerät.

In einem ausführlichen Gespräch erkundigte ich mich nach seinem persönlichen Werdegang. Er wuchs in bürgerlich geordneten Verhältnissen auf, seine Eltern waren wohlhabend. Er war Einzelkind, der Kronprinz gewissermaßen, und verehrte seinen erfolgreichen Vater sehr. Bis dieser eines Tages nach Hause kam und ihm und seiner Mutter mitteilte, dass er seit Jahren eine Geliebte habe. Nicht genug der schlechten Nachrichten, er setzte noch eins drauf: Er verlangte von seiner Frau und seinem Sohn, das gemeinsame Haus zu verlassen, um dort mit seiner neuen Frau leben zu können. Die beiden zogen in eine Eigentumswohnung, die ebenfalls im Besitz der Familie war.

Das war ein gewaltiger Schock, der dem Jugendlichen im wörtlichen Sinn die Luft zum Atmen nahm: Er reagierte zum ersten Mal mit einem Stimmritzenkrampf. Von nun an traten die Symptome immer wieder auf.

Wie konnte es zu dieser massiven körperlichen Reaktion kommen? Der Vater, den er über alles liebte und bewunderte, hatte ihm schlagartig die Zuneigung entzogen und seine völlig verzweifelte Mutter im Stich gelassen. Darüber war er maßlos enttäuscht, aber auch sehr wütend. Gleichzeitig hatte er den Anspruch, sich beiden Eltern gegenüber loyal zu verhalten. Und er wollte nicht den letzten Rest der Beziehung zum Vater aufs Spiel setzen.

Die Therapeuten, die er zuvor aufgesucht hatte, hatten versucht, ihn seelisch zu stabilisieren. Sie redeten ihm gut zu: Alles sei doch nicht so schlimm, die Mutter sei ja auch noch da, Trennungen seien etwas ganz Normales, der Vater unterstütze sie doch finanziell.

Mir war schnell klar: Um ihm wirklich helfen zu können, musste ich in die Übertragungssituation des Vaters gehen. Dann erst würde der junge Mann die Gefühle zum Ausdruck bringen können, die in ihm steckten und die sein ganzes Leben zerstörten. Er musste zu mir Vertrauen aufbauen, damit ich in die Position des Vaters gelangen würde, zu dem er ja übergroßes Vertrauen hatte.

Wir mochten uns gegenseitig und fanden schnell Kontakt zueinander. Er war ein toller, netter Junge, wir spielten häufig Tennis miteinander, tauschten uns aus und hatten richtig Spaß. Er fühlte sich sicher in der Klinik und hatte in dieser Zeit nicht einen einzigen Stimmritzenkrampf.

Dann holte ich mir von ihm die Erlaubnis für den nächsten Therapieschritt. Das ist der Grundsatz der provokativen Therapie: erst eine vertrauensvolle Bindung zum Patienten aufbauen und dann bei jedem weiteren Therapieschritt den Patienten in die Entscheidungen miteinbeziehen. »Hast du Vertrauen?«, fragte ich ihn. Ja, sagte er, das habe er. Ich fragte weiter, ob ich ihn provozieren dürfe. Er sagte: »Ja, machen Sie das. Wenn es hilft!«

Es ging los, doch die Wirkung war nicht groß: Ich bestellte ihn um 11 Uhr zur Therapiestunde, ließ ihn dann aber vor der Tür warten und rief stattdessen immer wieder andere Patienten ins Sprechzimmer. Irgendwann fragte er, ob er zum Mittagessen gehen könne. Ich sagte: »Nein, vielleicht nehme ich dich ja gerade über Mittag dran.« Er wartete geduldig weiter bis zum späten Nachmittag.

Ich hatte vorgehabt, ihn damit aus der Reserve zu locken. Aber er hatte, brav, wie er war, alles geschluckt. Er war ja auch intelligent, durchschaute das Spielchen. Kein Stimmritzenkrampf trat auf. Da wusste ich: Ich muss das Gleiche tun, was der Vater ihm angetan hatte. Ich musste ihn im Stich lassen.

Ich veranlasste, dass sich unser Internist mit dem Notfallkoffer zehn Kilometer von der Klinik entfernt im Wald versteckte, und sagte dann zu meinem Patienten: »Lass uns mal ein bisschen raus in die Landschaft fahren und gucken, was dann passiert.« Er sagte: »Kein Problem! Wenn Sie dabei sind, gar kein Problem für mich.«

Dann sind wir zu der Stelle gefahren, wo der Internist sich versteckt hatte. Ich hielt mit dem Wagen an, bat den jungen Mann, kurz auszusteigen und nachzusehen, was da am Auto klappern würde. Er stieg aus. Und ich gab Gas und haute ab.

Das war die Situation, die er erlebt hatte: Der Vater lässt ihn vollkommen unvorbereitet im Stich. Von Todesangst ergriffen rannte er los, zurück in Richtung Klinik, der Internist mit seinem Notfallköfferchen immer hinter ihm her. Als er in der Klinik ankam, war er außer sich vor Wut. Er schrie mich so laut an, dass die ganze Klinik in Schockstarre verfiel. Dann nahm er einen der schweren Sessel, die damals in der Eingangshalle standen, hob ihn hoch und ließ ihn mit lautem Krach zu Boden fallen.

Ich legte noch ein wenig nach und sagte: »Na, was soll das denn? Du schreist hier rum …« Daraufhin brüllte er erneut und wollte auf mich losgehen. Dann sagte ich: »Guck mal, wie du Luft kriegst!«

In diesem Moment entdeckte er den Internisten, der mit seinem Notfallkoffer in der Hand ganz abgekämpft auftauchte. »Was macht denn der da?«, schrie er. Dann verstand er, dass ich für ihn gesorgt hatte.

Diese Erfahrung war sehr wichtig für ihn: Ich hatte vorgesorgt, ich hatte es zu keiner Sekunde darauf ankommen lassen, dass die Sache schiefgehen könnte. Er wusste in diesem Moment zu hundert Prozent, dass es nur darum gegangen war, ihm zu helfen.

Das ist jetzt zwanzig Jahre her. Vor einem halben Jahr bekam ich einen Brief von ihm, das hat mich wahnsinnig gefreut. Der Mann lebt heute in der Südsee als Hoteldirektor. Kein Krankenhaus weit und breit.

Oder nehmen wir diesen schweren Fall, hinter dem sich nichts anderes als unterdrückte Trauer verbarg: Ich denke an eine Frau Mitte fünfzig, sie lebte in engem Familienkreis mit Mann und Sohn und Schwiegertochter und Enkeln in einem Haus, zwei weitere Söhne wohnten in der Nähe, auch mit Kindern und Frauen, alle trafen sich regelmäßig sonntags zum Mittagessen. Bei einem dieser Essen gab es Streit. Ihr Mann zog sich daraufhin die Sportschuhe an, sagte, er gehe zum Joggen, lief aber zum nächsten Bahnübergang und warf sich vor den Zug.

Alle in der Familie waren tief getroffen von dem Suizid und quälten sich mit Schuldgefühlen. Die Frau kümmerte sich um die Kinder, suchte nach Erklärungen, die die anderen entlasteten. Sie bemühte sich, den Handwerksbetrieb und eine gewisse Normalität aufrechtzuerhalten, aber sie kümmerte sich nicht um sich selbst: Sie nahm sich keinen Raum und keine Zeit für ihre Trauer, für ihre Angst, wie alles weitergehen solle, und für ihre Wut – auf den Ehemann, der einfach alle verlassen hatte.

Zwei Jahre später geriet sie in eine schwere Depression. Sie kam in unsere Klinik. Das war eine sehr gute Idee des überweisenden Arztes, sie brauchte nämlich nicht nur Therapie, sondern auch Abstand zur Familie.

In der Klinik hat sie den Trauerprozess nachgearbeitet, intensiv geweint, Abschiedsbriefe an den Verstorbenen geschrieben, auch ihre Wut kam darin zum Vorschein, weil er sie so abrupt verlassen hatte. Sie hat sehr gelitten. Dann kam langsam etwas Aufhellung. Die Schuldgefühle nahmen ab. Sie lernte, sich nicht mehr für das ganze Familiensystem, für das Glück jedes Einzelnen darin, verantwortlich zu fühlen. Sie gestand sich zu, dass auch sie ein Recht auf ihre Gefühle hatte.

DEPRESSION

Die schwere Depression ist eine mächtige Erkrankung. Sie ist oft die Folge von kolossaler Überforderung, dem Zwiespalt, sich – zu Recht! – sehr traurig und sehr verletzt zu fühlen, aber sich diese Gefühle nicht zuzugestehen. Früher sagte man zu schwerer Depression gerne: endogene Depression. Das bedeutet, es gebe keine äußeren Auslöser, das Gefühl komme von innen, sei komplett genetisch.

Das ist falsch, wie man heute weiß. Die Forschung nähert sich immer mehr folgender Erkenntnis an: Es kann eine genetische Vorbelastung geben, also eine besondere Empfindlichkeit, eben wenn das Stresssystem wenig strapazierfähig ist, das in der Schwangerschaft oder in den allerersten Lebensjahren erworben wurde. Und es kommt dann darauf an, welche Erfahrungen man macht, wie man mit sich selbst umgeht (auch davon ist natürlich vieles von den Vorfahren übernommen), ob man es schafft, sich abzugrenzen, wenn es belastend zugeht.

Die schwere Depression hat Symptome, auf die der Betroffene keinen Einfluss mehr hat. Menschen, die mit schweren Depressionen reagieren, sind meistens nicht mehr fähig zu trauern oder unterdrücken Trauer, weil sie glauben, das Gefühl in seiner Intensität nicht aushalten zu können. Ein Depressiver ist innerlich in seinen Gefühlen tot, lebt nicht mehr als fühlender

Mensch und berichtet oft ganz zentral über das Gefühl der Gefühllosigkeit. Der Depressive spürt sich selbst nicht.

Die Gründe für diese psychische Störung sind oft folgende: Wem es nicht gelungen ist, angemessen zu trauern, sich zu empören, seine Angst und seine Sehnsucht zu spüren, bei dem sind eines Tages plötzlich alle Gefühle ausgeknipst, der Hippocampus stellt sich tot, die Verbindung ist unterbrochen. Solche Patienten sind aufgrund des bestehenden Botenstoffmangels und aufgrund gestörter Verschaltungen im Gehirn nicht mehr in der Lage, Kontakt zu ihren Gefühlen zu bekommen. Sie können sich kaum noch freuen, auch nicht mehr weinen. Der Psychiater spricht hier vom »trockenen Weinen«.

Ein Mensch in einer schweren Depression hat das Gefühl, weinen zu müssen, aber die Tränen kommen nicht. Die Welt wird grau und leer, der Depressive richtet alle Enttäuschung gegen sich selbst, denkt negativ über sich, über die eigene Zukunft und über seine Umwelt. Es gibt keinen direkten Weg aus der Krise, aus dem Entsetzen. Gerade ältere Menschen denken in einer solchen Situation, dass man seit langem nur funktioniert und das Leben mit seiner Schönheit auf vielen Ebenen nicht mehr spürt. Es braucht Zeit und Geduld, um da wieder herauszukommen.

Alle Entscheidungen fallen schwer. Kaffee oder Tee? Zähneputzen oder nicht? Ziehe ich Socken an oder keine? Warum soll ich mich anziehen, wenn ich mich abends sowieso wieder ausziehen muss? Das wäre ja vielleicht noch auszuhalten. Aber meist tobt es im Inneren schwer depressiver Menschen sehr stark, sie fühlen sich aufgewühlt, sie sind panisch und hilflos, ihr Hirn peinigt sie mit selbstzerstörerischen und selbstabwertenden Gedanken und nicht enden wollenden Grübeleien. Dazu kommen sehr oft schwere körperliche Missgefühle wie Verspannungen, Magenprobleme und Schlafstörungen. Depressive sind in einer zermürbenden Situation, aus der es für sie scheinbar keine Rettung mehr gibt. Viele machen sich in dieser Phase Gedanken über einen Suizid. Das ist naheliegend, er erscheint wie eine Erlösung.

In diesem Stadium einer Depression ist intensive Therapie unvermeidlich und richtig. Medikamente, die auf den Hirnstoffwechsel einwirken, sind unverzichtbar. Es geht aus meiner Sicht nicht ohne. Der Betroffene muss aus seiner Erstarrung herauskommen, er muss dazu gebracht werden, wieder zu fühlen. Der Ehemann einer Patientin sagte einmal zu mir: »Wenn bei meiner Frau die Tränen kommen, dann weiß ich: Jetzt geht es wieder aufwärts.«

Wer wieder fühlen kann, ist auf dem richtigen Weg. Wer in der Depression steckt, braucht klare Führung durch einen erfahrenen Therapeuten. Ich halte grundsätzlich ja sehr viel davon, Menschen an ihre Selbstwirksamkeit zu erinnern, sie nicht zu sehr an die Hand zu nehmen – aber wer in einer schweren Depression gefangen ist, braucht jemanden, der sagt, wo es langgeht. In der Chirurgie diskutiert man auch nicht über die Schnittführung. Da vertraut man sich einem Fachmann an und sagt: »Bitte machen Sie das. Ich hoffe, Sie können das.« Ich kann mich noch gut an eine Patientin erinnern, die den ganzen Tag mit ihren Tropfen auf dem

Bett saß und überlegte, ob sie das Medikament jetzt nehmen soll oder nicht. Ich musste ihr sagen: »Keine Diskussion. Nehmen!« Sie war erleichtert.

So leidvoll eine Depression erlebt wird, so hat sie dennoch häufig eine Schutzfunktion vor chronischer Überforderung. Ein seelischer Rückzug bei erlebten Kränkungen versinnbildlicht den Wunsch nach Zuwendung und Schonung. Sehr oft ist die Depression ein überdeutliches Signal, dass man sich selbst zu wenig wichtig nimmt, sich nicht traut, Raum einzufordern und seine Gefühle zu zeigen. Oft verbirgt sich hinter den Symptomen ein qualvoller Schrei nach Halt, Geborgenheit und Bindung. Schwach sein, jammern und klagen dürfen ist manchmal ein Bedürfnis, das viel zu lange unterdrückt wurde.

Zahlreiche Menschen, die depressiv werden, leben mit einem sehr hohen Leistungsanspruch. Das ist in vielen Studien nachgewiesen worden und mir bei Tausenden meiner Patienten aufgefallen. Der Versuch aber, bloß keinen Fehler zu machen, löst einen enormen Druck mit hohem Angstlevel aus, der leider gerade dazu führt, dass Fehler passieren. Viele Erkrankte haben sich selbst ein Genussverbot erteilt, häufig als Verinnerlichung von früheren elterlichen Regeln und Verboten. Mir sind zahlreiche Menschen begegnet, die sich mit sicherer Hand auch noch Partner ausgesucht haben, die sehr anspruchsvoll sind und wenig Verständnis für schwache Phasen haben – Entspannung ist also auch in der Partnerschaft kaum möglich, überall gilt es, mustergültig zu performen.

Der strengste Peitschenschwinger ist der Depressive selbst. Kein Wunder, dass irgendwann das ganze Gefühlssystem streikt. Und nichts mehr geht. Nicht mal mehr weinen.

Ich unterscheide nicht so gerne zwischen Burnout und Depression. Das Prinzip ist oft das Gleiche. Die Bezeichnung Burnout klingt für viele jedoch gesellschaftsfähig, fast wie ein Prädikat: Hier hat jemand für seinen Job gebrannt, deshalb ist er ausgebrannt. Aber auch ein Burnout hat nie allein mit dem Arbeitsbereich zu tun. Wer sich über die Maßen erschöpft, der tut das überall, der brennt genauso im Privatleben aus. Auf dem Begriff Depression aber lastet noch immer das Vorurteil, jemand würde sich hängenlassen. Das ist viel weniger respektvoll. Aus diesem Grund, könnte man sagen, ist es gut, dass der Begriff Burnout erfunden wurde. Aber ich bleibe dabei: Zwischen der Entwicklung zu einer schweren Depression und der Entwicklung zu einem schweren Burnout gibt es eigentlich keinen Unterschied.

Besonders gefährdet sind Menschen, die zu wenig auf ihre Gefühle und Bedürfnisse achten. Perfektionisten, Idealisten, professionelle Helfer, Kümmerer und Harmoniker. Ein Patient sagte einmal einen sehr passenden Satz: »Ich habe zu viel zu lang für zu viele andere Menschen mit zu wenig Rücksicht auf mich selbst getan.«

Gerade Menschen, die in der frühen Kindheit keine sichere, keine sättigende Bindung erlebt haben, versuchen, ihren Selbstwert über Anerkennung von außen zu erhöhen. Der »ewig wichtige Mensch«, der sich für unersetzlich hält und Überstunden ansammelt, oder die »immer fröhliche Betriebsnudel«, die sich um alle anderen kümmert und scheinbar immer bester Laune ist, sind gefährdet – oft fallen die Leute um sie herum aus allen Wolken, wenn sie erfahren, dass gerade diese Kollegen oder Freunde plötzlich für mehrere Wochen in einer Klinik verschwinden und anschließend deutlich sagen, was sie im Krankenhaus geübt haben: »Ich mache jetzt Feierabend. Macht euren Mist ohne mich.«

Um aus dem Burnout-Prozess auszusteigen, ist als erstes Prinzip zu nennen: Entschleunigen Sie! Steigen Sie aus Ihrem Denkkäfig aus. Verraten Sie sich selbst nicht mehr weiter, sondern stellen Sie sich Ihrem Schmerz und Ihrer Trauer, Ihrer Wut und Ihrer Angst. Nehmen Sie wahr, wie weit Sie sich von Ihrem eigentlichen Wesen, von der Gefühlsfülle, mit der Sie einmal auf die Welt gekommen sind, entfernt haben.

Eigentlich gibt es gute Gründe, unserem Körper dankbar zu sein, auch wenn er uns immer wieder ärgert – aber er macht Selbsttäuschungen auf die Dauer eben nicht mit. Hinter Depressionen stecken unterdrückte, vermeintlich schlechte Gefühle. Es geht bei vielen Betroffenen in einer solch äußerst herausfordernden Lebensphase darum, Abschied zu nehmen. Von Erwartungen, überhöhten Zielen, irrealen Vorstellungen von sich selbst und dem Leben.

ESSSTÖRUNGEN

Der Hintergrund von Essstörungen sind häufig verdrängte Gefühle. Werden diese ans Tageslicht geholt, gewürdigt und gelebt, dann verändern sich die Essprobleme immer wieder wie von selbst.

Essen hat im Laufe des Lebens seine Funktion verändert. Eigentlich ist der Körper so angelegt, erst Kalorien zu verbrauchen, bevor er etwas zu essen bekommt – was bei einem Spaziergang vom Sofa bis zum Kühlschrank und zurück kaum der Fall sein dürfte. Beim Essen geht es nicht nur um Nahrungsaufnahme, deshalb ist es unsinnig, sich ganz aufs Kalorienzählen zu konzentrieren. Essen hat einen ausgeprägten gesellschaftlichen Aspekt: Lernt man jemanden kennen, der einem gefällt, lädt man ihn zum Essen ein. Man isst, um andere nicht durch Kritik oder Ablehnung zu kränken. Wir essen oft nicht, weil wir Hunger haben, sondern weil wir etwas appetitlich finden oder weil es kostenlos ist. Auch prägen uns Sätze wie »Du musst den Teller leer essen, sonst wird das Wetter morgen schlecht«. Als Kinder essen wir meist nicht, wenn wir Hunger haben, sondern wenn die Eltern essen.

Übergewichtige haben oft das Sättigungsgefühl verloren. Würden sie lernen, dann aufhören zu essen, wenn sie keinen Hunger mehr haben, dann würden sie im Monat etwa zwei Kilo Gewicht verlieren. Es dauert ungefähr zwanzig Minuten, bis das Hormon Leptin dem Gehirn meldet: Der Körper ist satt. Das heißt: Wir brauchen eigentlich gar keine Diäten, wir müssen lediglich aufhören zu essen, wenn wir satt sind. Was brauchen wir dazu? Zeit zum Genießen und Zeit, den Körper spüren zu lassen, dass er genug hat.

Ich unterscheide vier Typen von Essern: Den Nimmersatt, das sind Menschen, die bei jeder Mahlzeit viel zu viel essen und gar nicht merken, dass sie satt sind. Diesen Menschen hilft es, ein Essprotokoll zu führen.

Sie sollten einen Zettel neben den Teller legen, auf den sie schreiben, was sie alles auf dem Teller haben. Sie sollten außerdem immer einen Strich machen, wenn sie eine Gabel voll genommen haben. Auf diese Weise wird ihnen klar, was und wie viel sie essen, und sie nehmen sich dadurch mehr Zeit beim Essen. Es ist wichtig aufzuhören, wenn man satt ist. Dann geschieht etwas Herrliches. Das für die jeweilige Person perfekte Gewicht pendelt sich automatisch ein.

Der Daueresser nimmt gar nicht wahr, dass er ständig irgendeine Kleinigkeit mümmelt. Dieses Verhalten kommt häufig bei Leuten vor, die keiner Beschäftigung nachgehen, habe ich beobachtet. Sie essen, weil sie nichts anderes zu tun haben. Lässt man sie ein Essprotokoll ausfüllen, sind sie häufig erschrocken über die Menge, die sie über den Tag verteilt essen.

Rauschesser oder Binge-Eater essen unheimlich viel, aber erbrechen sich danach (anders als Bulimiker) nicht. Sie sind häufig Spannungs- oder Konfliktesser, sie hauen sich den Bauch voll, wenn es Konflikte gibt. Wichtig für diese Gruppe ist, ebenfalls zu lernen, Konflikte anzusprechen.

Der Nachtesser schließlich ist meist ein Einsamkeitsesser. Tagsüber kann er gut vor seinen Gefühlen weglaufen, aber nachts, wenn er nicht schlafen kann, entfalten die ganzen verdrängten Gefühle und die Einsamkeit ihre Macht. Genau das ist das Thema der Therapie – und nicht das, was gegessen wird.

Bei Essstörungen ist es wichtig, herauszubekommen, welche Gefühle sich dahinter verbergen. Lernen Menschen, ihre Bedürfnisse auf andere Weise zu stillen, löst sich der Zwang, sich vollzustopfen, oft auf.

Ein gutes Beispiel ist eine mir bekannte Gruppe von übergewichtigen Frauen, die öfter mit anderen Übergewichtigen zusammenkamen. Bei den Treffen drehte sich anfangs alles immer nur ums Gewicht und ums Essen. Um Rezepte, Light-Produkte, Diätmethoden, immer diese Themen, die sowieso zu nichts führen. Dreißig von ungefähr hundertzwanzig Frauen hatten irgendwann keine Lust mehr auf diese Treffen und gründeten eine Ballettgruppe. Nach einiger Zeit hatten sie viele Auftritte in und um München herum. Sie nannten sich das Tonnen-Ballett. Was passierte? Nach ein paar Jahren gab es das Tonnen-Ballett nicht mehr. Warum? Weil sie alle abgenommen hatten, denn sie hatten soziale Interaktion!

Die Magersucht ist die gefährlichste aller Essstörungen. Zehn Prozent aller Magersüchtigen sterben. Sie verhungern. Manche Magersüchtige sterben mit 33 Kilo, und andere leben mit 28 Kilo, man weiß nie, wann es so weit ist. Die Patienten sind meist nicht selbst motiviert, eine Behandlung zu machen, sie sind fremd motiviert oder rational motiviert. Häufig leiden Magersüchtige an einer Körperschemastörung. Sie nehmen ihren Körper anders wahr, als er tatsächlich ist – viel dicker.

Magersüchtige und Bulimikerinnen haben oft eine ähnliche Familiendynamik. Sie kommen aus der oberen Mittelschicht, in der Familie herrscht eine pseudoharmonische Stimmung, die Mutter und die Tochter sind Freundinnen. Magersüchtige sind sehr gut angepasst, sind gut in der Schule und gute Sportlerinnen.

Die Magersucht ist eigentlich keine Essstörung, sondern eine Angststörung. Die Erkrankten wechseln häufig von der Kindrolle in die Krankenrolle, um das Erwachsenwerden zu vermeiden, und haben Angst, sich dem Leben zu stellen. Die Symptomatik erlaubt ihnen, dem Leben mit all seinen Herausforderungen auszuweichen. In der Therapie liegt der Fehler dann darin, sich nur auf die Essstörung zu fokussieren und nicht die soziale Phobie zu erkennen, die dahintersteckt.

Dies ist für mich eine typische Konstellation: Die Tochter eines Flugkapitäns kam vor ein paar Jahren zu mir in Behandlung. Der Vater war ein Pilot wie aus dem Bilderbuch, breitschultrig, charismatisch, die Mutter eine gutaussehende, perfekt geschminkte Stewardess. Beide waren außerordentlich intelligent und einnehmend. Zwischen den Eltern stand ein 175 cm großes, 35 Kilo schweres Mädchen.

Ich sagte zu ihr: »Klappern Sie rein!«, denn wie sollen Magersüchtige ein Gefühl für ihren Körper bekommen, wenn alle so tun, als wäre nichts. Zwischen diesen beiden Eltern gab es sehr wenig Platz für die junge Frau.

Die Tochter war mit vierzehn zu einer hübschen, jungen Frau herangewachsen, die Männer fingen an, ihr hinterherzusehen. Mutter und Tochter gingen zusammen ins Sportstudio und verhielten sich mehr wie Freundinnen. Die Tochter wurde langsam, aber ungewollt zur Konkurrentin der Mutter. Durch die Essstörung konnte die Tochter in der Kindheitsrolle verweilen, sie war keine Konkurrentin mehr für die Mutter, alle sorgten sich um sie und bemitleideten sie. Und der Konflikt der Eltern wurde überdeckt. Die beiden gingen schon eine Zeitlang fremd, doch anstatt das untereinander zu klären, vertrauten sich beide der Tochter an.

In meiner Sprechstunde wurde das Thema auf den Tisch gebracht. Die Eltern haben sich bald darauf getrennt. Damit verlor die Essstörung ihren Sinn, und die Tochter hatte die Chance, gesund zu werden – was ihr auch gelang.

Eltern, die verzweifelt beobachten, dass ihr Kind sich nahezu zu Tode hungert, rate ich, mit der Tochter oder dem Sohn eine Gewichtsgrenze zu vereinbaren: Sobald sie oder er ein lebensgefährdendes Gewicht erreicht hat, das ein Arzt individuell bestimmt, muss sie oder er freiwillig in eine beschützte Station der Psychiatrie gehen oder wird wegen Eigengefährdung zwangseingewiesen. Das seinem Kind so zu sagen und dann auch konkret umzusetzen, ist wahnsinnig schwierig. Aber Eltern müssen hier unbedingt die Verantwortung abgeben. Andernfalls verhalten sie sich wie Co-Abhängige und tragen dazu bei, dass der Rest an Selbsterhaltungswillen bei dem oder der Magersüchtigen verschüttet wird.

Die Bulimie findet in aller Heimlichkeit statt. Bulimikerinnen sehen meist gut aus, viele von ihnen könnten Models sein. Die Krankheit beginnt meist schleichend. Betroffene erbrechen sich einmal in der Woche, dann einmal am Tag und schließlich mehrmals am Tag. Sie ruinieren sich die Zähne, die Speiseröhre, alles. Ein großer Teil des Selbstwertgefühls wird bei ihnen über das Aussehen bestimmt. Bulimikerinnen wollen perfekt sein, sie haben auch den Anspruch, alles kontrollieren zu wollen. Das gelingt ihnen mit ihrem Gewicht. Sie haben sich jedoch eine Krankheit zugezogen, die sie nicht mehr beherrschen. Und dafür bekämpfen sie sich mit großer Verzweiflung selbst.

Diese Patienten müssen in erster Linie lernen, dass sie ihren Selbstwert nicht nur über ihr Aussehen definieren. Auch die Bulimie ist, richtig verstanden, keine Essstörung, sondern eine Konfliktverarbeitungsstörung. Die Patienten müssen lernen, Konflikte in ihrem Leben zu lösen. Bei den Betroffenen muss zunächst die Motivation zur Behandlung geweckt werden, dann muss der Fokus verändert werden, sie müssen wegkommen von dem oberflächlichen Bild, das sie von sich haben.

Auch Übergewicht wird heute noch meistens falsch behandelt, denn bei Übergewichtigen ist es wichtig, zu überlegen, welche Funktion das Essen übernimmt. Häufig hat man es mit einem Teufelskreis zu tun: Jemand ist in der Schule übergewichtig, er wird ausgegrenzt, geht in die Isolation – und isst.

SCHLAFSTÖRUNGEN

Krankhafte Schlafstörungen beginnen schleichend. Sie setzen sich fest, können das Leben extrem beeinträchtigen und echten Krankheitswert bekommen, wenn man nicht rechtzeitig einschreitet. Schlafstörungen, das klingt für viele Menschen ja nach ein bisschen im Bett hin- und herdrehen, Schäfchen zählen und dann irgendwann doch ins Reich der Träume gleiten. Wer schon mal ernsthafte Schlafstörungen hatte, weiß, dass das ein Martyrium sein kann. Ich habe in unserer Klinik zahlreiche Patienten erlebt, die viel Geld für eine einzige durchgeschlafene Nacht bezahlt hätten.

Schlafstörungen sind das Achsensymptom der Depression – man muss sie ernst nehmen. Es gibt keine Depression, die nicht von einer Schlafstörung begleitet wird. Und keine Schlafstörung, die nicht irgendwann in einer Depression endet. Achtzig Prozent aller Deutschen klagen immer wieder über Schlafstörungen, jeder Zehnte leidet unter chronischen Problemen mit dem Schlaf. Mit gestörtem Schlaf kommt man nicht zu der Erholung, die man braucht – so besteht ein hohes Risiko, krank zu werden.

Über Probleme mit dem Schlaf kursiert eine Menge Unsinn – deshalb hier das Wichtigste zusammengefasst: Es ist normal, bis zu zwanzigmal in der Nacht wach zu werden – nicht normal ist es allerdings, danach nicht wieder einschlafen zu können. Zu Beginn des Schlafs finden besonders viele Tiefschlafphasen statt, nach vier bis fünf Stunden hat der Körper sich vollkommen erholt (ungefähr gegen drei Uhr). In der zweiten Hälfte der Nacht dominieren die REM-Phasen. Hierbei erholt sich die Psyche. Der Schlafende ist in dieser Zeit wie gelähmt.

Bei Menschen, die »normal« schlafen, sieht das dann in etwa so aus: Sie gehen um 23 Uhr müde ins Bett, bleiben etwa zwei bis drei Minuten wach (die Wachphase), nach ungefähr zehn Minuten trudeln sie in Phase 1, danach in Phase 5 und 3. Alle diese Phasen dienen lediglich zum Einschlafen (die Einschlafphasen). Es folgt Phase 4, die Tiefschlafphase. Hier sind die Muskeln entspannt, Blutdruck und Puls sinken – der Körper erholt sich. Anschließend kommen wir in Phase 5, die REM-Phase (REM = Rapid Eye Movement), der Puls kann bis auf 120 steigen, der Blutdruck bis auf 200 mm/hg. Wir träumen aktiv, die Träume aus der REM-Phase können oft nicht erinnert werden. In diesen Phasen wird unglaublich viel verarbeitet. Das Gehirn kaut aktuelle Konflikte durch, manchmal entwickelt es sogar Lösungen. Was am Tag passierte, wird in der REM-Phase ins Langzeitgedächtnis übertragen.

Manche Menschen bereiten ihre Schlafstörung systematisch vor, sage ich meinen Patienten gerne. Es lohnt sich, zu analysieren, was vor dem Schlafengehen passiert. Schlechte Gefühle schaden dem Schlaf. Ärger und Sorgen des Tages, ungeklärte Konflikte sind Gift. Die meisten Deutschen gucken kurz vor dem Schlafengehen Nachrichten oder einen Krimi, lassen sich also mit Negativem und Gruseligem nur so bombardieren. Das reibt auf. Das nämlich ist der Stoff, mit dem sich unser Gehirn zu Beginn der Nacht beschäftigt.

Es empfiehlt sich, statt sich zu ärgern und fernzusehen, bei einem Spaziergang zur Ruhe zu kommen, ein Buch mit positivem Inhalt zu lesen, zu meditieren oder angenehme Musik zu hören. Für Menschen mit Depressionen ist es besonders wichtig, vor dem Schlaf nicht in die altbekannte Negativspirale der Gedanken zu geraten, sondern Erinnerungen hervorzuholen, die positiv sind, und sei es nur eine kleine Begebenheit des Tages, denn gerade in der ersten REM-Phase wird der Gedanken- und Gefühlsstoff vor dem Einschlafen in das Langzeitgedächtnis eingelagert.

Grundsätzlich gilt diese Formel: Wer am Tag viel erlebt, durchläuft nachts viele REM-Phasen. Wer sich tagsüber viel bewegt, dem werden nachts viele Tiefschlafphasen beschert. Wenn man daran denkt, wie viele Deutsche sich zu wenig bewegen oder auch zu wenig erleben, dann ist es kein Wunder, dass es so viele Menschen mit Schlafstörungen gibt.

Wissen Sie übrigens, welcher Schlaftyp Sie sind? Und auch, dass es nicht einfach nur mit Ihrer Faulheit zusammenhängen muss, wenn Sie morgens nicht aus dem Bett kommen?

Es gibt Lerchen und Eulen. Das ist in den Genen festgeschrieben, kaum zu verändern und wissenschaftlich bewiesen. Lerchen gehen früh ins Bett und stehen problemlos morgens früh auf. Eulen hingegen werden erst sehr spät müde, sie kommen vor 11 Uhr nicht aus dem Bett.

Männer sind vermehrt Eulen, Frauen Lerchen. Viele Eulen machen den Fehler, zu früh ins Bett zu gehen, weil sie morgens ja früh aufstehen müssen. Sie liegen dann herum und können nicht einschlafen. Schlafstörungsalarm! Die Lösung: Sie müssten einfach wach bleiben, bis sie wirklich müde sind. Lieber weniger schlafen und dafür richtig, als sich stundenlang herumwälzen. Nach vier bis sechs Stunden Wachzeit (wenn sie um 11 Uhr aufgestanden sind, also nachmittags), kommen diese Menschen erst richtig in Gang. Zehn bis zwölf Stunden nach dem Aufwachen (also ab 21 Uhr) erreichen sie das Maximum ihrer Leistungsfähigkeit. Es gibt auch noch die Mischform. »Leulen«, Leute, die spät ins Bett gehen und früh aufstehen.

Man kann seinen Schlaftyp nicht ändern. Um herauszufinden, welcher Schlaftyp man ist, sollte man auf das Schlafverhalten im Urlaub achten: Lerchen sind auch im Urlaub zwischen 22 und 23 Uhr müde, Eulen können bis um 4 oder 5 Uhr aufbleiben.

Gegen seinen Schlaf-wach-Rhythmus zu verstoßen, bedeutet Stress. Eulen-Kinder beispielsweise haben es in einem Schulsystem sehr schwer, in dem um 7.30 Uhr der Gong ins Klassenzimmer befiehlt. Schade, dass unsere Politiker sich so wenig von wissenschaftlichen Erkenntnissen beeinflussen lassen.

GEFÄHRDETE NARZISSTEN

Auf der Suche nach Anerkennung kann man sich verlieren. Ich erlebe das oft – besonders bei den Managern, die ich seit vielen Jahren coache. Tolle, mutige, sehr begabte Menschen mit ausgeprägt narzisstischen Zügen habe ich vor mir, die außergewöhnlich viel in Bewegung bringen und sehr schnell Großartiges erreichen – allerdings dabei die Bodenhaftung verlieren und hochgefährdet sind, innerlich zu vereinsamen oder zu verbrennen.

Es ergibt sich folgende Dynamik: Zunächst sind diese Menschen enorm zielorientiert. Sie überholen andere, sie kommen weit nach oben. Sie stellen sich selbst immer weniger in Frage, da sie dem Irrtum verfallen, ihr Aufstieg und die Bewunderung der Umwelt seien schon Beweis genug, dass sie verdammt gut sein müssten und ihr Lebensentwurf stimmt. Sie umgeben sich klassischerweise bald nur noch mit Claqueuren, die sie bestätigen, Kritiker werden zur Seite gedrängt. Die Überzeugung, großartig zu sein, breitet sich bis ins Privatleben aus – wenn die Partnerin oder der Partner sich wehren, sucht sich der Narzisst schnell Ersatz. Und der ist gerade für solche Menschen zunächst leicht zu finden, da es eine Menge Leute gibt, die sich gerne im Glanz anderer sonnen. Manche wachen erst auf, wenn die Claqueure von ihnen abrücken, sie seelisch am Ende sind und nur noch oberflächliche Bekannte haben, auf die sie sich im Ernstfall nicht verlassen können.

Bei dem Klienten, von dem ich jetzt erzählen will, war das zum Glück etwas früher der Fall. Es handelt sich um einen sympathischen Mann Mitte vierzig, verheiratet, drei kleine Kinder. Er war zu dem Zeitpunkt, als ich ihn kennenlernte, Anfang vierzig, habilitiert und seit Jahren Lehrstuhlinhaber an einer anerkannten deutschen Universität – einer der jüngsten Professoren in Deutschland. Nur vorübergehend war er als Oberarzt tätig gewesen, dann wurde er, obwohl fast ohne Führungserfahrung, zum Leiter einer großen universitären Abteilung mit über hundert Mitarbeitern befördert. Er arbeitete und arbeitete, schrieb Bücher und Artikel, hielt Vorträge und wurde gefeiert.

Morgens, wenn seine Kinder noch schliefen, verließ er die Wohnung, wenn er gegen 22 Uhr zurückkam, schliefen seine Kinder bereits. An den Wochenenden war er oft auf Kongressen. Zunächst war das alles herrlich für ihn. So viel Ehre! So viel Geld! Doch irgendwann spürte er, dass er sich von seiner Familie abgehängt fühlte. Es tat ihm weh, dass er nicht mitbekam, wie seine Kinder aufwuchsen. Er musste sich auch der bitteren Wahrheit stellen, dass seine Frau unglücklich war und über eine Trennung nachdachte.

So wie diesem erfolgsverwöhnten Mann ist es auch vielen anderen Betroffenen lange nicht bewusst, dass alles gleichzeitig nicht funktionieren kann: Karriere machen, ein guter Vater sein, eine erfüllende Ehe führen und innige Freundschaften pflegen. Ich aber halte es für besonders wichtig, den privaten Bereich zu regulieren – er kann die zentrale und sicherste Kraftquelle des Lebens sein.

Daran habe ich mit diesem Professor gearbeitet. Er verstand schnell – und zog Konsequenzen. Es gelang ihm, seine Lebensqualität enorm zu verbessern. Er entschloss sich, überflüssige Nebenfunktionen abzulehnen, obwohl er damit einige seiner Förderer brüskierte, und konnte dadurch ein großes Zeitfenster für sich, seine Beziehung und seine Kinder öffnen. Männer und Frauen in Führungspositionen müssen mit Gegenwind rechnen, wenn sie ihrem Privatleben einen hohen Stellenwert zumessen – schließlich halten sie anderen damit einen Spiegel vor.

Im beruflichen Bereich musste dieser narzisstisch veranlagte Mann lernen, dass man als Chef nicht Everybody's Darling sein kann. Es war ihm lange schwergefallen, sich abzugrenzen. Er neigte dazu wie viele Menschen, die sich an Anerkennung auf einem sehr hohen Level gewöhnt haben, Konflikte zu vermeiden und nicht anzusprechen, schon gar nicht bei der Person, die sie betrafen. Er hatte indirekte Kommunikationsstrategien entwickelt. Er sprach mit anderen über die betreffenden Personen und beauftragte diese, das schwierige Thema zu lösen.

Grundsätzlich gilt: Für solche Hochleistungsträger ist es wichtig, sich einem Therapeuten oder Coach zu stellen, der nicht in die allgemeine Bewunderung einstimmt, sondern den Mut hat, sein Gegenüber schonungslos mit seinen Schwächen zu konfrontieren. Es ist daher von Vorteil, wenn der Therapeut selbst Führungserfahrung hat und finanziell unabhängig ist, um diesem Menschen die Stirn bieten zu können. Ein Narzisst hasst es, in Frage gestellt zu werden. Er will die unangenehmen Symptome beseitigen und weitermachen wie bisher.

Viele Firmen machen den Fehler, eigene Coachs zu beschäftigen, die aufgrund ihrer finanziellen Abhängigkeit den Auftraggeber immer wieder in seiner Fehlwahrnehmung bestätigen, weil sie auf den nächsten Auftrag warten.

DIE POSTTRAUMATISCHE BELASTUNGSSTÖRUNG

Traumata sind fast immer verbunden mit vollkommenem Kontrollverlust, Ohnmacht und Todesangst. Überlebende von Geiselnahmen, Terroranschlägen, Überfällen, Missbrauch, Folter oder Naturkatastrophen erleiden ein Trauma, aber auch Menschen, die mitbekommen, wenn jemand gequält wird oder gewaltsam stirbt. Solche Extremsituationen sind eine völlige Überforderung für die Betroffenen, sie sind ihnen meist gänzlich unvorbereitet ausgesetzt. Die Reaktionsmuster, die normalerweise bei Gefahr zur Verfügung stehen – Flucht oder Angriff –, funktionieren nicht mehr. Das Erlebte wird abgespalten und eingefroren. Nur so können die Menschen erst mal weiterleben.

An einem schweren Trauma gibt es wirklich nichts kleinzureden, es ist eine enorme Herausforderung für jeden Menschen, der so etwas Schreckliches erlebt hat.

Und dennoch, das müssen wir uns vor Augen halten, gehören auch Psychotraumata zu unserem Leben, denn Überfälle, Missbrauch, Folter und Naturkatastrophen passieren jeden Tag, jede Minute. Der Mensch hat deshalb durchaus Potential, solches Unheil zu verkraften.

Die Reaktion unseres Gehirns, das furchtbare Erlebte, die schlimmen Bilder zunächst wegzusperren und zu verdrängen, ist ein kluger Schutzmechanismus. Manche Menschen leben bis zu ihrem Tod mit einem verkapselten Trauma. Sie bekommen ihr Leben trotzdem gut hin. Vieles spricht heute dafür, dass das in Ordnung ist und die Natur das schon richtig eingerichtet hat. Ich erwähne das, weil ich in meiner Sprechstunde häufig Menschen erlebe, die sich selbst unter Druck setzen. Sie wollen jeden Winkel ihrer Lebensgeschichte ausleuchten, um belastende Situationen zu finden, die sie vielleicht noch nicht entdeckt haben.

Neuesten Untersuchungen zufolge finden etwa sechzig Prozent der Menschen mit schweren traumatisierenden Erfahrungen wieder ihr seelisches Gleichgewicht ohne jede professionelle Hilfe. Ohne professionelle Hilfe heißt meistens: Es gibt Menschen in ihrem Umfeld, zu denen eine verlässliche Bindung besteht, oder es gibt vergleichbar günstige Bedingungen.

Bei den restlichen vierzig Prozent kann die erlebte Katastrophe zu einer chronischen posttraumatischen Belastungssituation CPTBS führen, die extrem quälend ist. Man vermutet, dass Stresshormone, die während des Erlebnisses ausgeschüttet wurden, dabei eine Rolle spielen. Sie verhindern, dass das Erlebte abgespeichert wird. Die Erinnerung liegt sozusagen als Rohmaterial vor, das nicht richtig verpackt und etikettiert wurde. Daher kehren Bruchstücke immer wieder als Flashbacks zurück.

Solche sich unkontrollierbar jäh aufdrängenden, schmerzlichen Erinnerungen und Alpträume sind die Hauptsymptome bei PTBS. Betroffene können nicht zwischen dem Hier und Jetzt und dem Vergangenen unterscheiden, wenn die Bilder sie überfluten. Nervosität, Gereiztheit, Panik und Depressivität prägen ihr Leben. Immer wieder kann auch das Gefühl übermächtig werden, nicht mehr leben zu wollen bzw. zu können, weil das Leben so unsicher ist und sie von der Angst beherrscht werden, dass wieder so etwas Schreckliches passieren könnte.

Hier ist professionelle Behandlung angesagt. Diese Menschen müssen an die Hand genommen werden, damit sich ihr in Aufruhr befindliches Gefühlssystem wieder beruhigen kann und damit es ihnen gelingt, das Erlebte in ihr Leben zu integrieren.

Der erste wichtige Schritt ist Stabilisierung. Erst wenn das seelische Gleichgewicht wiederhergestellt ist, können Gefühle und Erinnerungen zugelassen werden. Manchmal ist es, wie schon gesagt, richtig, dass Erinnerungen verkapselt bleiben, weil die Betroffenen momentan oder auch ein Leben lang damit überfordert wären. Auch wenn sich eine traumatische Erfahrung mit aller Wucht bemerkbar macht, kann es richtig sein, in der Therapie nur einen Teil der Gefühle zu zeigen und anzuschauen. Wie so oft kommt es darauf an, sich selbst und seine Grenzen gut zu spüren.

»Normalisieren und integrieren«, das ist eine wichtige Handlungsanweisung im Umgang mit Traumata. Ich kann von mir behaupten, eine wandelnde posttraumatische Belastungsstörung zu sein, die sich gut integriert und normalisiert hat.

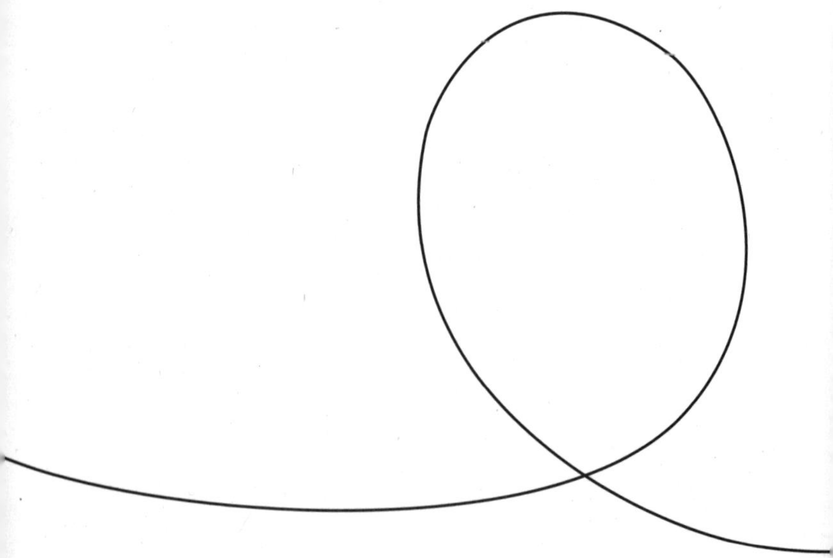

TEIL 2

THERAPIE IN DEUTSCHLAND – EINE KRITIK

Menschen können viel aushalten und viel verarbeiten, denn unser Körper und unsere Seele haben beeindruckende Fähigkeiten zur Selbstheilung. Bei Depressionen kommt es häufig nach sechs bis zehn Monaten zu einer Spontanremission. Manchmal ist das so in etwa die Zeit, die Menschen auf einen Klinikplatz warten. Dass es ihnen besser geht, wird dann auf die erfolgreiche Therapie zurückgeführt. Tatsächlich heilt die Zeit die meisten Wunden, vorausgesetzt, man rennt nicht einfach weiter davon, und es türmt sich nicht eine Belastung auf die andere.

Seelische Schmerzen werden im gleichen Bereich des Gehirns verarbeitet wie körperliche Schmerzen, das muss man wissen. Liebeskummer, den manche wie eine Bagatelle abtun, schmerzt enorm, Menschen, die eine Trennung verarbeiten müssen, können über Wochen ausgeknockt sein – aber fast jeder kommt nach einigen Wochen oder Monaten wieder allein oder mit der Hilfe von Freunden auf die Beine. Manchmal aber hängt jemand fest. Sein Programm blockiert. Es besteht die Gefahr, dass sich die Probleme chronifizieren. Dann muss rechtzeitig die richtige professionelle Unterstützung her.

Doch das Angebot an Therapien in Deutschland ist

schlecht, lassen Sie es mich so hart sagen. Die Wartezeiten auf einen Therapieplatz betragen im Schnitt drei wertvolle Monate. Dafür dauern Therapien, wenn sie mal begonnen wurden, oft viel zu lang. Studien sagen: Sie führen im ambulanten Bereich bei fünfzig Prozent der Patienten zu Verbesserungen. Es gibt auch Untersuchungen, die von fünfundsechzig bis siebzig Prozent ausgehen.

Ich bezweifle das alles. Die aktuellen Lebensereignisse der Betreffenden werden in den Studien zur Psychotherapie ja nicht abgebildet. Und diese Lebensumstände können viel ausmachen. Als junger Therapeut war ich immer ganz stolz, wenn sich der seelische Zustand von Patienten in der Klinik schnell und radikal verbesserte, und ich dachte: Was für eine tolle Therapie! Im Nachhinein erfuhr ich dann, dass sie sich in der Klinik verliebt und herrlich gevögelt hatten. Ihre gute Stimmung verdankten sie also nicht der Therapie, sondern diesem Umstand.

Außerdem, was bedeutet es schon, wenn jemand sagt, die Therapie »hilft«? Manche sind einfach nur glücklich, dass sie überhaupt jemanden haben, mit dem sie reden können. Sie gehen dann als Beweis für eine effiziente Therapiemethode in die Statistiken ein. Meiner Erfahrung nach trägt Psychotherapie, so wie sie heute weit verbreitet ist, viel zu oft dazu bei, dass Menschen in ihren Problematiken stecken bleiben oder sich sogar immer tiefer in den Morast strampeln. Die Therapeuten strengen sich oft nicht an, dass ihre Patienten bald wieder allein weitermachen können, sie verdienen dabei gut.

Es gibt, das sei der Vollständigkeit halber erwähnt,

auch abenteuerlich schlechte Therapeuten, die einfach nur unqualifizierte Scharlatane sind. Die lasse ich im Folgenden außen vor. Es ist schon schlimm genug, wenn Psychotherapeuten nach den offiziellen Regeln der Kunst nichts falsch machen, aber ihre Therapien viel zu lang ausdehnen oder nicht zum Kern der Probleme vorstoßen und sich deshalb auf lange Sicht bei ihren Patienten nicht das Geringste verändert.

Als Klinikchef habe ich eine Menge Patienten gesehen, die sich von einem Krankenhaus zum nächsten, von Therapeut zu Therapeut hangelten – und die einfach nicht mehr auf die Beine kamen. Mit einigen konnte ich herausarbeiten, dass sie gar nicht so furchtbar krank waren, sondern in einer unerträglichen Situation steckten, die sie ändern mussten. Da hilft es natürlich nicht, wenn man Medikamente schluckt und in Therapiesitzungen über die Erfahrungen spekuliert, die man als Baby gemacht hat. Ich habe eine Postkarte mit einer Karikatur an der Wand in meiner Praxis hängen: Man sieht darauf einen Patienten, der auf einer Couch liegt, dahinter steht der Therapeut und sagt: »Sie haben keine Depression. Sie haben ein beschissenes Leben.« Hart, aber oft wahr.

Eine Polizeibeamtin kommt seit einem halben Jahr zu mir in die Privatpraxis. Sie ist Mitte vierzig und war seit sechs Jahren fast durchgehend in psychiatrischer und psychotherapeutischer Behandlung, entweder stationär oder ambulant. Sie stand kurz davor, endgültig dienstunfähig geschrieben zu werden. Als sie zu mir kam, war sie suizidal und völlig verzweifelt.

Sie hatte eine Ehe hinter sich. Ihr Mann hatte sie immer wieder geschlagen und vergewaltigt, trotzdem war es ihr über Jahre nicht gelungen, sich von ihm zu lösen. Immer, wenn sie ging, verfolgte er sie und drohte, sie umzubringen. Und immer wieder versicherte er ihr, sich zu ändern. Es passierte, was sehr häufig in solchen katastrophalen Beziehungen passiert: Sie wollte ihm glauben, weil sie für sich auch keine Alternative sah.

Sie schluckte Antidepressiva, unternahm einen Selbstmordversuch. Anschließend kam sie für drei Monate in eine psychiatrische Klinik. Ihr wurden neue Medikamente verordnet, anschließend konnte sie nicht mehr arbeiten, weil sie unfähig war, sich zu konzentrieren.

Während ihres Klinikaufenthalts lernte ihr Mann eine andere Frau kennen – ein Glück könnte man meinen. Als sie davon erfuhr, stürzte sie allerdings erst recht ab. Auch eine miserabel schlechte Beziehung kann sehr stark binden. Sie begann zu trinken.

Die Spirale schien sich unaufhaltsam abwärtszudrehen. Sie kam in eine psychosomatische Klinik. Dort wurde ihre Kindheit aufgearbeitet. Es dauerte nach der Entlassung nicht lange, dann brach sie wieder zusammen. Die nächste Station war eine Suchtklinik.

Als sie zu mir kam, war sie bereits vier Jahre berufsunfähig. Sie lebte im Haus ihrer Eltern, ging kaum mehr vor die Tür und grübelte viel. Die Angst vor der Zukunft schnürte ihr regelrecht den Hals zu. Sie erzählte mir, dass sie seit einem halben Jahr auch mit einer Elektrokrampftherapie behandelt werden würde, zunächst dreimal die Woche, mittlerweile alle drei Wochen einmal. Darüber hinaus musste die Patientin vier verschiedene Medikamente täglich einnehmen: morgens ein stimmungsaufhellendes Antidepressivum mit einer leicht antriebssteigernden Komponente, gleichzeitig ein dämpfendes Neuroleptikum – das ist so, als würde man gleichzeitig Gas geben und die Handbremse ziehen; mittags Lithium, das auch dämpft; und abends noch eine Pille Lithium und zusätzlich wieder ein Neuroleptikum, das stark beruhigt.

Wenn Sie glauben, die Verordnung von einem solchen Medikamentenmix sei eine Seltenheit, dann irren Sie sich. Viele Leute, die psychisch einfach nicht mehr auf die Beine kommen, werden auf diese Weise mit Ach und Krach im Leben gehalten.

Viele Fragen drängten sich mir auf: War diese Frau wirklich so krank, dass man sie mit Drogen vollstopfen musste? Oder war sie nicht einfach nur verzweifelt über die Erlebnisse, die sie völlig aus der Bahn geworfen hatten? Und war es dann nicht wieder ein Schlag für sie gewesen, nicht mehr arbeiten zu können? Warum erhielt sie jetzt Stromstöße?

Zuerst begann ich damit, die dämpfenden Medikamente der Reihe nach auszuschleichen. Schließlich stellte ich sie auf ein einziges Antidepressivum um, das antriebssteigernd und stimmungsaufhellend war. Die Folge war, sie hatte wieder mehr Energie und konnte sich besser konzentrieren. Schwierig war es, die Elektrokrampftherapie abzusetzen. Es gab hier Widerstand der behandelnden Psychiatrie, da die Patientin an einer Studie teilnahm. Dass Studien oft über dem Wohl der Patienten stehen, hat mich schon immer empört. Aber auch hier setzte ich mich durch.

Als diese Frau wieder fähig war, klarer zu denken,

legten wir damit los, ihre aktuelle Lebenssituation zu betrachten und neu zu ordnen. Sie zog bei den Eltern aus und nahm wieder Kontakt zu alten Freunden auf, von denen sie sich aus Scham ganz zurückgezogen hatte. Es gelang ihr, in ihrem alten Job Teilzeit zu arbeiten.

Schließlich habe ich etwas gemacht, was vollkommen »unpsychiatrisch« ist, aber manchmal wirksamer als alles Therapeutische: Ich entwarf mit ihr zusammen eine Bekanntschaftsanzeige. Der Zufall meinte es gut, sie fand einen Partner. Diese Frau ist inzwischen wieder optimistisch und gut im Leben angekommen.

Zu viele Patienten fühlen sich trotz intensiver therapeutischer Betreuung hilflos, sie glauben, dass sie keine Perspektive im Leben mehr haben. Frühberentung, immer neue Therapien oder Krankenhausaufenthalte sehen sie als einzige Möglichkeiten, dieses Leben ertragen zu können. Ich habe dazu eine klare Meinung: Es müsste nicht so sein. Viele könnten die Kraft, die in fast jedem steckt, wiederentdecken, sehr viel besser und ohne ausufernde, teure Therapie leben, wenn man ihnen nur zeigen würde, wie das geht. Dafür brauchen wir Fachleute mit klarem Blick, die den Hilfesuchenden etwas zutrauen, die sie auch mal zum Lachen bringen und ihnen die richtigen Anstöße geben.

Anfangs ging ich mehr nach meinem Gefühl, wenn ich mich über Psychotherapeuten ärgerte, die mir zu distanziert und unfähig erschienen, oder wenn ich, schon als Assistenzarzt, den Eindruck hatte, dass es den Leuten einfach nicht guttun kann, Monate und Jahre in einer Klinik zu verbringen und immer unselbständiger zu werden, während ihnen ihr altes Leben mit Familie und Arbeit immer mehr abhandenkommt. Inzwischen hat das, was ich sage, ein breites Fundament. Ich habe etwa dreißigtausend Patienten und viele hundert Therapeuten aus der Nähe gesehen. Mein Fazit: Ob man Menschen psychotherapeutisch behandelt oder nicht, ist oft egal. Es gibt viele, die lernen nicht, sich wieder am Leben zu freuen, auf das Gute zu vertrauen und das Leben zu nehmen, wie es ist. Die Plätze bei Therapeuten, die von den Krankenkassen anerkannt sind, werden zum Teil von Dauerpatienten blockiert, mit denen Plauderstündchen stattfinden. Diese Patienten erfahren von ihren Therapeuten oft nicht mal nach vielen Monaten, was das Ziel ihrer Behandlung sein soll, wie lange sie voraussichtlich dauern wird und woran man eigentlich arbeitet.

Wenn Menschen sich weiterentwickeln und aus ihrem Seelentief herausfinden sollen, brauchen sie einen Profi, der sich mit ihnen engagiert aufmacht. Der sie dazu bringt, an ihre Kompetenzen und Ressourcen anzudocken, um sich dann möglichst zügig im normalen Leben ohne Therapeut das zu holen, was sie für ein gutes Leben benötigen: Verbundenheit, Sicherheit, Freundschaft, Wärme und Geborgenheit. Wir Menschen haben viel mehr Potential, als wir denken und uns zutrauen. Mögen das doch die Kostenträger endlich erkennen! Die Ausbildungsinstitute ebenso! Aber wie sollten sie?

Die Kassen hören auf Gutachter, die viel Geld mit Expertisen verdienen, die oft zum Gegenstand haben, Therapien maßlos in die Länge zu ziehen. Sie hören auf Verbände, in denen Fachleute sitzen, die zum System gehören. Die Krankenkassen profitieren außerdem gerade von schwerkranken – beziehungsweise schwerkrank gemachten – Mitgliedern, weil sie dann weniger in den Risikostrukturausgleich zahlen müssen. Die Gutachter schließlich wollen es sich nicht mit den Therapeuten verscherzen, die sich an sie wenden. Die Mitarbeiter der Ausbildungsinstitute wiederum leben auf hohem Niveau davon, ihre teilweise total überkommenen Methoden zu unterrichten. Wen stört es da, dass sie nicht auf dem Stand der Forschung sind und kaum wirken? Ich habe so viele Menschen erlebt, die zu ihrem Therapeuten gehen wie zum Gymnastikkurs. Der Termin steht halt im Terminkalender. Das miese Lebensgefühl bleibt.

Auch diese Patienten gibt es, ein heikles Thema, über das nicht viel gesprochen wird: Unser Gesundheitssystem wird gerade im stationären psychosomatischen Bereich von manchen Leuten gnadenlos ausgenützt. Das hat mich oft geärgert. Diese Patienten haben in einem großzügigen Versorgungssystem ihr Plätzchen gefunden – und lassen sich dort gut unterhalten und versorgen. Manche verabreden sich während ihrer Therapie mit ihren neuen Freunden gleich für die nächste Runde, am liebsten wollen sie wie Stammgäste schon mal dasselbe Zimmer reservieren. Sie haben wenig Lust, wieder gesund zu werden – und blockieren die Plätze für die wirklich Kranken.

Gar nicht so wenige kommen mit klarem Kalkül in die Klinik – und besonders oft sind sie auch noch privat oder zusatzversichert. Sie wollen berufsunfähig geschrieben werden, obwohl sie leistungsfähig sind. Ihre Skrupellosigkeit hat mich immer wieder verblüfft.

Ich erinnere mich an einen Lehrer, Mitte fünfzig, ganz gut in Form, an vielem interessiert. Er wollte raus aus seinem Job, ich sollte ihm attestieren, dass er psychisch am Ende sei. Er war es nicht. Ich hatte ja gesehen, wie er sich bei den Mitpatienten verhielt. Ich sagte zu ihm bei der Zimmervisite: »Legen wir die Karten auf den Tisch. Sie könnten noch arbeiten. Aber Sie haben keine Lust mehr.«

Er strahlte mich an wie einen Komplizen und sagte: »Stimmt.«

Ich schrieb wahrheitsgemäß in den Abschlussbericht, dass Herr X. noch arbeiten könne, aber nicht mehr wolle. Dieser Mann bekam seine Pensionierung trotzdem durch. Er hatte sich einfach bald wieder in eine Klinik einweisen lassen, und der Arzt dort hatte ihm ein besseres Attest ausgestellt. Er ging in Pension und betätigte sich anschließend als Stadtführer. Irgendwann bekam ich von ihm einen Brief, in dem er mir das schrieb und mich und mein Kollegium herzlich grüßte. Ich glaube gar nicht mal, um mich zu ärgern. Er mochte mich, er hatte Respekt vor meiner Geradlinigkeit. Aber er war der Meinung, genug malocht zu haben.

Mir gefällt das nicht. Und es stört mich sehr, dass viele Fachleute mitspielen. Gerade Leute, die besonders unverfroren sind, bekommen ihre Anliegen durch, weil weder die Ärzte noch die Kassen mit ihnen Ärger haben wollen. Vor allem die Kassen wollen die privat Versicherten nicht an die Konkurrenz verlieren.

THERAPIEVERFAHREN – EINE EINORDNUNG

Die gesetzlichen Krankenkassen, mit denen in Deutschland etwa vierundzwanzigtausend Psychotherapeuten abrechnen können, bezahlen für drei Therapieverfahren: die Psychoanalyse, die tiefenpsychologisch fundierte Psychotherapie und die Verhaltenstherapie. Die Auswahl ist also begrenzt. Die Vergütung richtet sich nach der Methode – obwohl man heute weiß, dass die Methode bei der Heilung der Patienten eine untergeordnete Rolle spielt. Genehmigt werden bis zu dreihundert Stunden für eine Analyse, bis zu hundert Stunden in einer tiefenpsychologisch fundierten Psychotherapie und bis zu achtzig Stunden in einer Verhaltenstherapie.

Gerade die Therapieform, die am großzügigsten unterstützt wird, halte ich in vielen Fällen für unwirksam, manchmal sogar für schädigend. Ich spreche von der Psychoanalyse.

Keine Methode hat eine solche lange Tradition, eine derart starke Lobby – und damit auch eine solche Macht in Deutschland. Eine Analyse zieht sich manchmal über Jahre hin. Ich habe Patienten erlebt, die investierten sogar ihr Erspartes in weitere Hunderte Analysestunden, als ihre Krankenkasse nicht mehr zahlte.

In Deutschland ist es üblich, in der Vergangenheit zu graben. Schwer muss sie sein. Kompliziert. Niederdrückend. Dazu passt die Analyse. Ich halte es aber für einen Fehlglauben, dass Katharsis, also das Durch-die-Hölle-Gehen, Störungen beseitigt. Eher trifft das Gegenteil zu, das wissen wir heute aus so vielen Forschungen. Das Negative verfestigt sich, je öfter wir uns damit beschäftigen. Die Trampelpfade im Gehirn werden immer breiter, statt dass sie ein wenig zuwachsen, weil andere Pfade benutzt werden. Es klingt ja immer so einleuchtend und so verführerisch: Hat man herausgearbeitet, dass ein Mädchen mit acht Jahren sexuell missbraucht wurde, dann ist doch logisch, warum es als Erwachsene Beziehungsprobleme und Orgasmusstörungen hat. So einfach ist das aber nicht. Es klingt logisch. Ist aber nicht wirklich psycho-logisch.

In die Psychologie eines Menschen spielt so viel mehr mit hinein, da gibt es diese Rechnung nicht: Eins und eins ist zwei. Ich kenne aus meiner Praxis Menschen, die missbraucht wurden und eine gute Partnerschaft und eine herrliche Sexualität haben. Natürlich – ich habe es im Kapitel »Was in unserem Gehirn stattfindet, wenn wir fühlen« erklärt – hat uns die Vergangenheit geprägt. Es kann auch sinnvoll sein, sich seine Familie anzusehen, Regeln und Reaktionsmuster zu erkennen, die es da gab, und über die bereits erwähnten Leitsätze nachzudenken. Aber die Hoffnung ist meistens trügerisch, aus einzelnen früheren Ereignissen einen konkreten Schluss für heutige Probleme zu ziehen.

Wir wissen aus der *false memory*-Forschung, dass Erinnerungen keine sichere Bank sind. In der Rückschau werden sie eingefärbt bis hin zu – oft unabsichtlich – komplett erfunden. Es gibt aktuelle Studien der Londoner Forscherin Julia Shaw, die zeigen, wenn jemandem eine Szene, die sich angeblich in seiner Kindheit abgespielt hat, in leuchtenden Farben und mit großer Überzeugung erzählt wird, dann ist derjenige irgendwann fest davon überzeugt, er habe das wirklich erlebt. Unser Gehirn liebt Ordnung und deshalb Geschichten, die einen Zusammenhang ergeben. In Bilder mit Lücken phantasiert es bereitwillig Puzzlestücke, die alles logisch erscheinen lassen.

Jahrelang in der Vergangenheit herumzustochern macht das aktuelle Leben nicht besser. In vielen Praxen spielt sich die Analyse dennoch wie einst bei Sigmund Freud ab: Der Patient liegt auf der Couch und erzählt alles, was ihm – besonders zu seiner Kindheit – einfällt, oder er schweigt. Am Kopfende sitzt der Analytiker. Er assoziiert freischwebend – das ist der Fachbegriff –, was ihm an Deutungen in den Kopf kommt, oder auch er schweigt. Manchmal nickt er auch ein. Das haben einige Analysanden erlebt, die ich kenne. Sie sahen ihren Analytiker zwar nicht, doch sie hörten seine Atemgeräusche, manchmal sein Schnarchen.

Ehrlich gesagt, ich würde mich auch zu Tode langweilen, wäre ich Analytiker und würde in einem Sessel sitzen und über Stunden begleiten, wie jemand, den ich nicht mal sehe, redet und schweigt. Natürlich kann es für einen seelisch verlorenen Menschen erleichternd sein, wenn da überhaupt einer ist, der regelmäßig für ihn Zeit hat. Wer dreimal die Woche zu seinem Analytiker geht, hat schließlich eine feste Säule in seinem Leben. Aber diese Säule könnte, provokant gesagt, auch ein Mensch im Altersheim oder ein Barkeeper darstellen, der regelmäßig besucht wird, zuhört, freundlich nickt, einer, von dem man möglichst noch glaubt, dass er kompetent ist.

Was die Analyse anbetrifft, bin ich radikal. Ich würde sie als Kassenleistung streichen und das Geld lieber für Angebote ausgeben, die den Menschen stärken, also für mehr Psychotherapien mit wirklich zugewandten Fachleuten. Das können dann gern auch solche mit psychoanalytischem Hintergrundwissen sein.

Diese Geschichte eines Studenten finde ich bezeichnend: Der junge Mann, dreiundzwanzig Jahre alt, will Lehrer für Sport und Mathematik werden. Als er vor zwei Jahren sein Studium begann, litt er mit einem Mal an Redeangst. Bei seinem ersten Referat blieb ihm die Stimme weg, er bekam Herzrasen, musste seinen Vortrag abbrechen – und trat hochrot von der Bühne ab. Er traute sich danach nicht mehr, öffentlich zu sprechen. Seine Angst breitete sich aus, er fürchtete sich bald vor jeder Prüfung.

Er beschloss, einen Psychologen zu konsultieren. Von einer Kommilitonin wurde ihm die Adresse einer Analytikerin gegeben. Psycho ist psycho, dachte er – was seine Therapeutin genau mit ihm anstellen würde, war ihm eigentlich egal, Hauptsache, sie würde ihm helfen.

Die Analytikerin war eine strenge Frau, sie bestellte ihn dreimal die Woche ein. Der junge Mann lag auf der Couch, sollte erzählen, was ihm so einfiel. Er rollte die frühe Scheidung seiner Eltern auf, den Umzug nach Düsseldorf viele Jahre zuvor. »Ich kam vom Hölzchen aufs Stöckchen«, erinnert er sich. Das Dumme nur: Er hatte außerhalb der Therapie weiterhin Angst davor zu sprechen, das ganze Studium rückte so weit weg, dass er sich bald gar nicht mehr darum kümmerte. »Ich war wie in einer Blase, ich habe mich nur noch mit mir beschäftigt – und von Stunde zu Stunde tat sich mehr Material auf«, erinnert er sich heute.

Etwa ein Jahr ging das so. Hundertsechzehn Therapiestunden verstrichen, mit Sorge beobachtete zum Glück der Vater des jungen Mannes, dass sein Sohn seinen Alltag nicht mehr hinbekam und sichtlich überfordert von allem war, was er aus der Vergangenheit ans Tageslicht holte. Der Vater ging mit ihm zu einer kirchlichen Beratungsstelle. Der Psychologe dort fragte genau nach. Er kam zum Schluss, dieser Student müsse keine Psychoanalyse, sondern eine Verhaltenstherapie machen.

Der Student war einverstanden. Er bekam Einzelstunden, in denen er lernte, sich selbst zu beruhigen, und er nahm an einer Gruppentherapie teil, in der er übte, vor anderen zu sprechen. Es dauerte sechs Wochen, und er hatte seine Angst überwunden. Heute geht es ihm gut. Diesem Mann wäre fast sein Studium entglitten.

Ich kenne Fälle, da verloren sich Menschen einfach vollständig in den Untiefen ihrer Seelen – und irgendwann stellte sich heraus, dass ihr Begleiter auch nicht weiterwusste. Eine Frau war vor einigen Jahren in Analyse gegangen, nachdem sie das Buch *Das Drama des begabten Kindes* der Analytikerin Alice Miller gelesen hatte. Sie meinte, ihr schlechtes Selbstwertgefühl könne mit ihrer extrem ehrgeizigen Mutter zusammenhängen.

Ihre Analyse wurde zu einem Desaster: Sie fühlte sich, je mehr sie über die Vergangenheit sprach, immer schlechter. Sie konzentrierte ihr großes Bedürfnis, endlich gehalten und geliebt zu werden, auf den Therapeuten. Ihr Ehemann spielte keine Rolle mehr, ihren Beruf als Krankenschwester konnte sie phasenweise nicht mehr ausüben, da sie von Depressionen überrollt wurde. Alles in ihrem Leben drehte sich um die Analyse.

Der Therapeut war offenbar vollkommen überfordert. Eines Tages bettete er den Kopf der Frau in seinen Schoß, um sie zu trösten. Das wiederholte sich über hundertmal. Der Frau fiel es ungeheuer schwer, sich zu lösen. Sie investierte aus der eigenen Tasche über zehntausend Euro, als die Kassensitzungen aufgebraucht waren. Schließlich schaffte sie den Absprung doch.

Sie beschwerte sich daraufhin an verschiedenen Stellen. Ein Gutachter bescheinigte ihr, dass sie recht hatte – der Analytiker hatte sich aus seiner Sicht geradezu aberwitzig unprofessionell verhalten. Es kam zu einem Vergleich. Die Frau bekam sechstausend Euro zurückerstattet. Mag sein, dass der Therapeut ein besonders unfähiger Mann war. Aber für mich bestätigt diese Geschichte, dass eine Analyse ins Nirwana und in Abhängigkeit führen kann.

Ich habe nach dem Medizinstudium den Facharzt für Psychiatrie und Psychotherapie gemacht – dazu gehört es auch, selbst an einer Gruppenanalyse teilzunehmen. Sie wurde von einem Professor der Münchner Arbeitsgemeinschaft für Psychoanalyse (MAP) geleitet und fand etwa alle vier Wochen am Wochenende statt. Es gab zwölf Teilnehmer.

Zu Beginn sagte der Professor: »Eine Analyse ist wie das Eintauchen der Hände in Essigwasser. Vorher denkt man, dass man nichts hat – anschließend brennt es an den Stellen, an denen Verletzungen sind.« Das allein müsste eigentlich schon reichen, schnell das Weite zu suchen. Man würde ja auch nicht die Hand auf eine Herdplatte legen, wenn einer sagte: »Vorher haben Sie kein Problem, aber nachher eine Brandwunde.«

Nach der Einführung hat unser Analytiker in hundertfünfzig Gruppenstunden nichts mehr gesagt, sondern die Gruppe ganz sich selbst überlassen. Ein bisschen Bewegung entstand nur dann, wenn einer der Teilnehmer etwas über sich erzählte. Dies waren eigentlich immer irgendwelche Banalitäten des Alltags. Oder wir haben geschwiegen, manchmal über Stunden. Ich habe mich in dieser Zeit auf das Zählen der Bücher des Professors in seiner Bibliothek konzentriert.

Zunächst versuchte ich noch, offen von mir und meinem Leben zu berichten. Das gab ich dann aber auf, als kein anderer etwas über sich erzählte. Ich wollte nicht den Animateur spielen – obwohl ich das konnte. Vor meinem Studium habe ich ja als Animateur gearbeitet und deshalb Übung darin, Leute in Schwung zu bringen. Das waren aber keine schüchternen Reisenden, sondern Leute, die etwas lernen wollten!

Manche Teilnehmer – angehende Psychoanalytiker! – waren in ihrer Grundstruktur für meine Begriffe erschreckend unselbständig. Ein Arzt zum Beispiel wurde jeden Morgen von seiner Mutter gebracht und abends wieder von ihr abgeholt. Dieser Kollege hat in der gesamten Zeit, über hundertfünfzig Stunden lang, niemals etwas gesagt, nur zugehört. Beste Vorbereitung auf den späteren Job! Das war bei mehreren Teilnehmern so. Und diese Menschen wollen dann Leute, die mitten im

Leben stehen und komplizierte Dinge erlebt haben, aus der Krise führen. So gingen die Stunden dahin, zäh und schwer. Hinterher bekamen wir ein Zertifikat für »analytische Selbsterfahrung«.

Der eigentliche Sinn der Gruppenanalyse besteht darin, dass Teilnehmer ihr eigenes Leben reflektieren sollen und dabei selbst erfahren, mit welchen Schwierigkeiten und Übertragungsmechanismen sie in therapeutische Beziehungen hineingehen. Zu einer solchen Erkenntnis kann man natürlich nicht kommen, wenn der therapeutische Leiter so gut wie abwesend ist und die Sitzungen in keiner Weise moderiert werden. Ich bin sicher, dass es bei allen Teilnehmern interessanten Stoff gegeben hätte und dass alle einiges hätten lernen können. Aber durch Schweigen und durch das Äußern von irgendwelchen Banalitäten? Bestimmt nicht.

Nach dieser Gruppenerfahrung ging ich noch durch eine Einzelanalyse bei Analytikern in Saarbrücken und Heidelberg. Es war eine ähnliche Erfahrung. Meine Analytiker sagten zu Beginn jeder Stunde: »Herr Dogs, die nächsten fünfzig Minuten gehören Ihnen!«, und dann haben wir in der Regel geschwiegen, oder ich habe erzählt, was mir am Tag passiert ist, und der Analytiker hat das gedeutet und mit einem »Mhmmm« zwischendurch unser einseitiges Gespräch immer wieder am Laufen gehalten. Nach der achten Stunde sagte er dann doch tatsächlich: »Sie haben es im Leben schwer gehabt!« Der Satz tat mir gut. Das war es aber auch in Sachen persönlicher Anteilnahme, die mir in den insgesamt hundertvierzig Stunden entgegengebracht wurde. Ich habe mich gefreut, als ich in einem Interview mit dem großen amerikanischen Psychiater und Psychotherapeuten und Autor Irvin Yalom las, auch er habe seine Analyse als komplett nutzlos empfunden. Er erinnere sich heute überhaupt nur noch an eine einzige Situation. Da habe er erzählt, dass seine Mutter ihm, als er Jugendlicher war, die Schuld am Tod seines Vaters gegeben habe (die er natürlich nicht hatte). Und die Analytikerin habe gesagt: »Das muss sehr schwer für Sie gewesen sein!« Auch hier auffallend, dass es das plötzlich aufflammende echte Interesse an ihm war, das einen Eindruck hinterließ.

Der eigentliche Sinn der Übung sollte ja sein, dass jemand durch diese Selbsterfahrung sich selbst kennen- und verstehen lernt, alte unverarbeitete Konflikte aufarbeiten kann, Einsicht in unbewusste Zusammenhänge bekommt und sie dann in sein Alltagsleben trägt. Bei mir wurde all das nicht erreicht.

Analytiker würden jetzt sagen, das habe an meinem Widerstand gelegen. Gibt es aber tatsächlich Widerstand und Abwehr, sich mit den eigenen Abgründen zu beschäftigen, dann würde doch die Hauptaufgabe des Analytikers darin bestehen, die unbewussten Anteile der Persönlichkeit bewusst zu machen, um dann durch Nacherleben – mit dem Therapeuten in der Übertragungssituation – tiefgreifende Veränderungen der bestehenden Charakterstrukturen zu erreichen. Dies wäre bei mir sicher sinnvoll und notwendig gewesen. Allerdings hätte ich dafür einen aktiven und auch konfrontierenden Therapeuten gebraucht – und nicht eine passive, hinter mir sitzende Person, die mit Gegenfragen antwortete oder in freischwebender Aufmerksamkeit verharrte. Außerdem kann man nicht oft genug wiederholen, dass Verdrängung ein durchaus gesunder Prozess sein kann. Manche Ereignisse will das Gehirn gar nicht wissen und schützt sich durch Widerstand oder durch *false memories*.

Ich weiß von Kollegen, dass sie diesen Teil ihrer Ausbildung ähnlich frustrierend erlebt haben wie ich. Wer sich in der Ausbildung auflehnt, läuft Gefahr, nicht weiterzukommen. Also beißen die meisten die Zähne zusammen – so wie ich es damals auch getan habe –, und es ändert sich wenig.

Die Welt entwickelt sich weiter, wir haben heute Erkenntnisse, die es im 20. Jahrhundert noch nicht gab – aber die Ausbildungsrichtlinien haben sich bei den Analytikern fast überhaupt nicht verändert. Alle Psychoanalytiker orientieren sich nach wie vor an den ehernen, wie in Stein gemeißelten Geboten: Abstinenz, Neutralität und Anonymität. Das haben alle auswendig gelernt wie das kleine Einmaleins. Dahinter steckt: kein Eigennutz in Therapien, nicht bewerten, sich nicht persönlich zeigen. Parallel hat sich aber durch die Psychotherapieforschung bestätigt, dass Bindung und eine warmherzige, persönliche Beziehung der Kern- und Angelpunkt einer gelingenden Therapie sind.

Wir haben nun bei den Analytikern folgende schwierige Situation: Die einen kleben an dem fest, was sie einmal gelernt haben, manche sind unpersönlich und streng – man könnte sie fast mit Robotern austauschen. Die anderen geben sich viel Mühe, die Therapie persönlicher zu gestalten, doch sie sind darin ungeübt, sie wissen gar nicht, wo die Grenzen sind – so wie jener, vielleicht sogar wirklich wohlmeinende Therapeut, der den Kopf seiner Patientin in seinen Schoß legte, um ihr das Gefühl von Geborgenheit zu geben. Über diesen Konflikt müsste in der Ausbildung gesprochen, das Thema »Grenzen« müsste diskutiert werden. Stattdessen lernen werdende Analytiker ganz, ganz viel Theorie – das aber, worauf es ankommt, Selbstreflexion, Mut, Kontaktfähigkeit, müssen sie sich in teuren Zusatzkursen aneignen. Das wiederum tun aus Kostengründen die wenigsten.

So bleibt alles beim Alten. Und das ist auch nicht neu. Dieser Gedanke kann einem kommen, wenn man liest, was Johann Wolfgang von Goethe schon Anfang des 19. Jahrhunderts über Forschung und Wissenschaft geschrieben hat:

»Es wird aber in den Wissenschaften auch zugleich dasjenige als Eigentum angesehen, was man auf den Akademien überliefert, erhalten und gelernt hat. Kommt nun einer, der was Neues bringt, das mit unserem Credo, das wir seit Jahren nachbeten und wiederum anderen überliefern, in Widerspruch steht und es wohl gar zu stürzen droht, so regt man alle Leidenschaften gegen ihn auf und sucht ihn auf alle Weise zu unterdrücken. Man sträubt sich dagegen, wie man nur kann; man tut, als höre man nicht; man spricht darüber mit Geringschätzung, als wäre es nicht der Mühe wert, es nur anzusehen und zu untersuchen; und so kann eine neue Wahrheit lange warten, bis sie sich Bahn macht.«[4]

4 Goethe: Gespräche mit Johann Peter Eckermann. https://www.aphorismen.de/suche?f_thema=Wissenschaft&neuezuerst=1&f_autor=1461_Johann+Wolfgang+von+Goethe (Stand Juni 2017)

Ich wiederhole es: Die Kassen müssten endlich reagieren und nicht mehr die Kosten für Analysen übernehmen, zumindest nicht mehr für solche, die sich viel zu lange hinziehen. Weder bei den Krankenkassen noch bei den Fachgesellschaften wird die Qualität von psychoanalytischen Behandlungen überprüft. Und selbst ausgewiesene Gutachter können nicht bestimmen, wann sie sinnvollerweise beendet sind. Inzwischen wird versucht, psychoanalytische Behandlungen in Studien zu evaluieren und zu validieren. Das ist aber schwierig, weil man als Vergleichsgruppe Patienten mit gleichen Störungsbildern nehmen müsste, die in der gleichen Zeit zu jemandem gehen, der keine Ausbildung als Psychoanalytiker hat, aber einfach ein guter Zuhörer ist.

In den USA wird eine Kurzzeitanalyse angeboten, sie ist auf sechs bis acht Stunden beschränkt. Das halte ich für eine gute Idee. Da wird analysiert, worum es im Moment geht. Keine Kasse bezahlt dort mehr eine klassische Analyse. Sie wird eigentlich nur von sogenannten »Yavis-Patienten« (*young, attractive, verbal, intelligent, successful*) in Anspruch genommen, die sich das finanziell leisten können, also von Menschen mit den Attributen »jung, attraktiv, kommunikativ, intelligent und erfolgreich«. Bitte sehr, warum nicht. Wenn niemand ihnen vorgaukelt, dass das gegen schwere Probleme hilft, es vielmehr darum geht, sich als einer Art Hobby mit seiner eigenen Geschichte zu befassen, dann habe ich da gar nichts dagegen. Wer einigermaßen gesund ist, hat ja die Zügel in der Hand, er weiß, was er tut und wann er sich wieder von etwas verabschiedet.

Es ist wie bei denen, die sich in die Hände eines

Schönheitschirurgen begeben. Muss nicht sein, schafft Abhängigkeiten, kostet Unsummen, macht das Leben manchmal eher noch schwerer als einfacher – aber wer das bezahlen will und keinen besseren Zeitvertreib findet, der soll es ruhig machen.

DER GUTE THERAPEUT

Es kommt auf die Persönlichkeit an

Die Persönlichkeit des Therapeuten ist wichtiger als die Methode, die er anwendet. Auf seine Integrität, seine Kenntnisse über psychologische und medizinische Zusammenhänge und auf seine Herzensbildung kommt es an – schließlich ist ihm sein Patient ziemlich ausgeliefert. Menschen in seelischer Not fehlt oft der Überblick, auch die Kraft, sich abzugrenzen oder zu wehren. Wer das nötige Talent zum Psychotherapeuten nicht mitbringt, der sollte das rechtzeitig in der Ausbildung gespiegelt bekommen. Fachkenntnisse allein genügen nicht, es geht vor allem um die emotionale Kompetenz.

Im Laufe meiner Berufstätigkeit habe ich viele Therapeuten kennengelernt. Psychologische Therapeuten und auch ärztliche Therapeuten, Therapeuten mit allen möglichen Ausbildungen. Und dabei habe ich leider eine ganze Menge Therapeuten getroffen, die ich für diesen Beruf für nicht geeignet halte. Sie können vielleicht ein Einserabitur vorweisen, haben im Studium geackert. Aber sie bringen keine Lebenserfahrung mit, manche nicht einmal ein Minimum an sozialer Kompetenz.

Ich lebe in Lindau am Bodensee. Jedes Jahr finden dort die Lindauer Therapietage statt. Und jedes Jahr geht die Stimmung in dieser hübschen bayerischen Stadt in den Keller, wenn die hochrangigen Psychotherapeuten, fortgebildet bis zum Gehtnichtmehr, mit von Problemen zerfurchten Gesichtern durch die Straßen ziehen und anderen Menschen nicht in die Augen schauen können. So viele Ängste und Hemmungen!

Zum regelmäßigen Programm in den Kliniken, die ich als Chefarzt geleitet habe, gehörten Fachvorträge vor den Patienten. Sie dauerten eine Stunde, es ging um Themen wie Partnerschaft, Schlafstörungen, Gehirnforschung oder Burnout. Als ich einmal keine Zeit hatte, den Vortrag zu halten und meine Mitarbeiter fragte, wer übernehmen könne, haben sich viele weggeduckt. Weil sie Angst hatten, öffentlich zu sprechen. Das sind dieselben Leute, dachte ich, die andere motivieren sollen, eigene Grenzen zu sprengen. Das sagte ich ihnen dann auch.

Auch diese Situation enttäuschte mich: Wir hatten einen exzellenten Supervisor. Er fragte in die Runde, was es zu besprechen gäbe. Nichts kam. Schweigen. Räuspern. Es war fast so wie in der Gruppenanalyse, von der ich weiter oben erzählt habe. Dann meldete ich mich zu Wort, weil ich mich so sehr ärgerte. Ich sagte dann sinngemäß: Wie kann das denn bloß sein, alle sitzen da wie die tauben Indianer und sind unfähig, von einem Konflikt zu berichten (wovon es natürlich genügend gab). Wie wollten sie denn therapieren, wenn sie selbst nicht fähig seien, in die Auseinandersetzung zu gehen? Wunderbar! Da hatten wir dann wenigstens ein Thema für die Supervision: Sie beklagten sich, dass ich sie beschimpft hatte.

Als Chefarzt habe ich selten, aber immer wieder mal einen Therapeuten entlassen müssen, weil ich ihn für ungeeignet hielt. Da gab es einmal einen, der sehr verschlossen war. Bei ihm – wir hatten ja freie Therapeutenwahl – wollte kaum ein Patient bleiben. Viele wollten wechseln. Ich machte mir ein genaues Bild von ihm und bemühte mich darum, ihn weiterzubilden. Schließlich sagte ich zu ihm: »Sie können nicht mit Menschen. Sie haben den falschen Beruf.« Das muss möglich sein, finde ich. Je früher, desto besser. Schließlich können Psychologen auch in der Forschung oder in einem Büro arbeiten.

Was macht einen guten Therapeuten aus? Entscheidend nach vorne gebracht haben uns hier die Erkenntnisse des Psychotherapieforschers Klaus Grawe. Er revolutionierte das Wissen über die Wirkungsweise von Psychotherapie schon 1994 mit seinem Buch *Psychiatrie im Wandel*. Dafür hatte er fast tausend Studien ausgewertet, mit diesem Ergebnis: Bei allen Therapien trägt die Qualität der therapeutischen Beziehung, die Bindung zwischen Therapeut und Patient, signifikant zu einem besseren oder schlechteren Therapieergebnis bei. Wichtig ist außerdem, die Ressourcen zu aktivieren, die ein Patient bei aller Beeinträchtigung hat. Einen weiteren Punkt nennt Klaus Grawe »Problemaktualisierung«: Ein guter Therapeut macht dem Patienten Probleme, die gelöst werden sollen, in der Therapie unmittelbar erfahrbar – zum Beispiel, indem er sich als eine Art Übungsobjekt zur Verfügung stellt. Außerdem sollte der Patient ein Bewusstsein für die bestimmenden Faktoren seines problematischen Erlebens und Verhaltens entwickeln und begreifen, welche Grundstrukturen dafür verantwortlich sind.

Grawes Forschungsergebnis deckt sich mit meiner Praxiserfahrung. Es kommt, will Therapie wirken, zentral darauf an, dass die Chemie zwischen Therapeut und Patient stimmt. Das hat, Sie wissen es bereits, auch mit den Rezeptoren in unserem Gehirn zu tun: Ein Mensch, dem wir vertrauen, von dem wir Kompetenz erwarten, den wir für integer und uns ehrlich zugewandt halten, beruhigt uns. Wir fühlen uns gut bei ihm, schütten Oxytocin aus. Das ist wiederum eine wunderbare Grundlage, um Veränderungsprozesse anzuschieben. In einem solchen Klima ist ein Mensch offen, er lernt gerne, das Gehirn ist bereit für Veränderung. Man kann die vertrauensvolle Beziehung also gar nicht hoch genug schätzen.

Therapeut und Patient müssen also zusammenpassen, sonst haben all die vielen Sitzungen keinen Sinn. Ich bin deshalb ein Verfechter von freier Therapeutenwahl auch im stationären Bereich. Wir haben das in Scheidegg lange als einzige Klinik in Deutschland angeboten, und es wurde genutzt. Natürlich ist das organisatorisch eine andere Herausforderung, als jedem Patienten den Therapeuten vorzusetzen, der gerade in den Stundenplan passt. Aber es bringt nichts, wenn Patienten mit einem Therapeuten arbeiten sollen, gegen den sie von Anfang an eine Abneigung haben. Ich nehme mich da nicht aus. Meine direkte, provozierende Art ist für manche Leute gar nichts. Es gibt Menschen, die wollen sich bei mir nicht öffnen. Die sind besser bei jemandem aufgehoben, der sie sanfter begleitet.

Es ist wichtig, sich wirklich für den Patienten zu interessieren. Dazusitzen und zuzuhören reicht nicht.

Ebenso wenig, Manuals aus der Ausbildung abzuarbeiten. Es kommt auf die Bereitschaft und die Fähigkeit an, wirklich zu erfassen, was den, der einem als Häuflein Elend gegenübersitzt, an einem zufriedenen Leben hindert.

Auch einige erfahrene Behandler bei uns mit großartigem theoretischem Wissen hatten Probleme, zu ihren Patienten eine Beziehung herzustellen, und mussten viele Wechsel hinnehmen, während andere, Ärztinnen und Ärzte zum Beispiel, die außer Grundlagenwissen keine Zusatzqualifikation in Psychiatrie oder Psychotherapie hatten, frei und natürlich und unverbogen in den Kontakt gingen und sehr gut weiterhelfen konnten.

Eckart von Hirschhausen ist für mich ein gutes Beispiel. Er ist ein begnadeter Comedian, der Medizin studiert und wenig klinische Erfahrung in einer Kinderklinik gesammelt hat, aber keinerlei psychotherapeutische Ausbildung vorweisen kann. Wenn man ihm zusieht oder seine Bücher liest, ist klar: Er hat eine hohe therapeutische Kompetenz. Ich würde ihn sofort einstellen und bin sicher, dass er vielen Menschen mit seinem Humor helfen könnte, obwohl er nie in seinem Leben in der Psychotherapie oder Psychiatrie gearbeitet hat. Schade, er würde unserem Fachbereich so guttun.

Es ist eben nicht unbedingt ein Gütesiegel, wenn jemand einen ganzen Katalog an Fortbildungen vorweisen kann. Es kann auch sein, dass er vor lauter Fortbildungen verpasst hat zu leben. Man sollte sich auch hüten, auf Seiteneinsteiger herabzublicken. Manchmal haben sie über Umwege genau zu dem gefunden, was sie wirklich können. Ich bevorzuge sogar Psychotherapeuten, die sich auf dem zweiten Bildungsweg für ihren Beruf qualifiziert haben. Sie sollten möglichst einen anderen Beruf ausgeübt haben, bei dem sie viel im Umgang mit Menschen gelernt haben. Von Vorteil wäre es auch, wenn sie schon ein paar Herausforderungen gemeistert haben, die über das Klausurenbestehen hinausgehen.

Ich habe nach der Schule eine Ausbildung zum Masseur und Bademeister gemacht und mehrere Jahre als Tennistrainer und Animateur gearbeitet, um mir mein späteres Studium zu finanzieren. Daher nehme ich mir heraus, zu beurteilen, wie wichtig es ist, die Menschen und die Welt kennenzulernen, ohne in der Rolle des Therapeuten zu sein. Wer nicht direkt von der Schule zur Uni und dann ins Therapeutenräumchen marschiert, hat bei mir also einen Bonus. Natürlich meine ich nicht die Leute, die nach zwei Jahrzehnten Kinderpause oder weil sie einfach keine Lust mehr auf ihren Job als Betriebswirt hatten, ein paar Wochenendkurse belegen und dann glauben, andere Menschen behandeln zu können. Sondern ich meine die, die sich durchgebissen und viel Wissen erworben haben, das muss nicht immer durch ein Studium mit anschließender Promotion sein.

Ich schrieb schon während des Medizinstudiums in einer Hausarbeit, dass wir »kontaktgestörte Intelligenzler« als Ärzte haben. Der Professor rief mich damals vor dem großen Auditorium auf und las meinen Satz wenig erfreut laut vor. Ich habe mich ein bisschen geschämt, doch an meiner Meinung hat das nichts geändert.

Als ich die Psychosomatische Klinik in Scheidegg leitete, wollte ich einmal eine Anzeige im Ärzteblatt aufgeben mit diesem Text: »Wir suchen keine Frauenversteher, Warmduscher, Weicheier, sondern humorvolle und kompetente Therapeuten, die bereit sind, sich mit Menschen und deren Art zu leben intensiv auseinanderzusetzen und dabei auch ihren Hintern aus dem Sessel zu bewegen.« Die Anzeige wurde vom *Deutschen Ärzteblatt* abgelehnt. Das, was ich da formuliert hatte, sei diskriminierend. Ich hatte es durchaus ernst gemeint. Was brauchen denn Menschen in Krisen? Echte Gegenüber, Sparringspartner, die sich nicht zu fein sind, sich auch selbst mal eine blutige Nase zu holen.

»Krise ist ein produktiver Zustand. Man muss ihr nur den Beigeschmack der Katastrophe nehmen«, dieser Spruch gefällt mir sehr gut. Er wird Max Frisch zugeschrieben, der in seinem Leben einige Tiefen durchmessen musste. Krisen den Beigeschmack der Katastrophe zu nehmen, das ist die Aufgabe guter Psychotherapeuten.

In eine psychosomatische Klinik wie die in Scheidegg kommen Menschen, die viel therapeutische Erfahrung hinter sich haben und manchmal den Stempel tragen, aussichtslose Fälle zu sein. Meine Lebensgeschichte hat mir in der therapeutischen Arbeit immer wieder den Mut gegeben, auch Patienten zu behandeln, die selbst meine engen, von mir sehr geschätzten Mitarbeiter als grenzwertig für die Behandlung in einer Psychosomatischen Klinik ansahen.

Ich denke an eine junge Frau. Diagnose: Borderline. Diese Diagnose ist für einige Therapeuten so, als trüge dieser Mensch ein Schild um den Hals, auf dem steht: »Sofort weiterschicken! Macht den besten Therapeuten fertig! Sowieso behandlungsresistent.«

Das ist natürlich schlimm für die Betroffenen. Vor dem Aufenthalt in unserer Klinik war die Sechsundzwanzigjährige, eine hübsche, intelligente Frau, fast durchgehend zwei Jahre lang stationär in verschiedenen psychiatrischen Kliniken gewesen. Ihre Symptomatik war umfangreich. Sie schnitt sich selbst immer wieder mit Rasierklingen, kletterte auf Hochspannungsmasten, begab sich in gefährliche Situationen mit Kriminellen, sprang im Winter mit ihrem Snowboard von Skisprungschanzen und im Sommer mit verbundenen Augen von Klippen, sie erbrach sich fast zweimal täglich, war immer wieder suizidal und in einer hoffnungslosen Situation. Innerlich getrieben und zur Spannungsabfuhr verletzte sie sich selbst.

Diese Patientin hatte fast alle Medikamentengruppen durch und war, als sie bei uns zur Aufnahme kam, auf sechs verschiedene Psychopharmaka eingestellt. Ein stark schlafanstoßendes Antidepressivum kombiniert mit zwei auch stark beruhigenden Neuroleptika (Beruhigungsmittel, die nicht abhängig machen), morgens ein antriebssteigerndes stimmungsaufhellendes Antidepressivum und über den Tag verteilt noch ein leichtes Neuroleptikum und bei Bedarf ein Benzodiazepin (abhängig machendes Beruhigungsmittel). Diese Mittel haben eine beruhigende Wirkung, aber den Nachteil, dass man die Dosis steigern muss, um den Beruhigungslevel aufrechtzuerhalten. Diese heikle Kombination führte bei ihr nur dazu, dass sie sich zwar ruhiger, dennoch aber unverändert schlecht fühlte.

Bedauerlicherweise befinden sich viele Patienten nach Jahren der Erkrankung und ausgiebiger Psychiatrieerfahrung in einer so hoffnungslosen Situation, die man auch mit Medikamenten nicht mildern kann, dass sie allein schon dadurch allen Grund zur Verzweiflung haben. Es kann dann darum gehen, dass man einen solchen Menschen zunächst einfach nur aushält. Ich habe immer wieder gesehen, dass hinter der kaputtesten Fassade noch sehr viel Kraft und ein erstaunliches Leuchten stecken können. Und ich weiß natürlich, dass Menschen, die am Ende sind – auch gesellschaftlich –, sich danach sehnen, ihre gesunden und konstruktiven Teile wiederzuentdecken.

Ich bekam einen guten Draht zu der jungen Frau. Wir haben die Medikation umgestellt, die abhängig machenden Medikamente ausgeschlichen. Sie beruhigte sich, weil es uns in Scheidegg gelang, sie so anzunehmen, wie sie war. Sie ritzte sich trotzdem wieder, flippte aus, stürzte sich bei Eiseskälte in einen Eistobel im Allgäu. Ich nahm es zur Kenntnis.

Wichtig im Umgang mit Borderline-Patienten ist, sie nicht sofort verändern zu wollen, was einer Entwertung gleichkäme. Es kommt darauf an, diesem mit größten Bindungsproblemen belasteten Menschen zu signalisieren: Ich kann dich annehmen, so wie du bist. Das ist die Grundvoraussetzung für Bindung. Mich kann ja nicht viel erschrecken. Meine Patientin stabilisierte sich wieder, wenn auch keineswegs »alles gut« wurde. Ihr Gesamtzustand wurde aber besser.

Nach dem Aufenthalt bei uns fand sie mit Hilfe ihrer Eltern und einer Sozialarbeiterin eine Wohnung und auch eine Arbeitsstelle. Ich sehe sie heute noch ab und zu. Manchmal kommt sie zu mir in die Praxis und zeigt mir, dass sie sich wieder blutig geschnitten hat. Natürlich ist das traurig und auch für die Angehörigen eine wahnsinnig belastende Situation. Doch auch das kann zum Leben gehören: Diese extreme Art, sich spüren zu wollen, kommt auch in gesellschaftlich anerkannterer Form vor, nur wird sie da nicht als pathologisch betrachtet: Extremsportler wie Reinhold Messner erleiden ständig Verletzungen und riskieren ihr Leben.

Ich merke, dass es dieser jungen Frau guttut, so akzeptiert zu werden, wie sie ist. Vielleicht fehlen uns heute in der Gehirnforschung auch noch Bausteine, die erklären, warum manche Menschen nicht aufhören können, sich selbst zu schädigen. Mit dem heutigen Stand meines Wissens und Könnens bin ich der Meinung, es bedeutet mehr Lebensqualität, sich selbst Wunden zuzufügen, als zugedröhnt von abhängig machenden Medikamenten vor sich hin zu vegetieren.

Es ist hart für Helfer, damit zurechtzukommen, dass sie das große Ziel der Symptomfreiheit nicht erreichen. Man muss lernen, dass man seinem Gegenüber nicht die eigenen Perfektionsansprüche überstülpen kann. Begleiten, lassen, loslassen, mehr geht manchmal nicht. Loslassen, ein schönes Wortspiel: Jemanden nicht nur loslassen, sondern ihm auch sein Los lassen.

Echtes Engagement statt aufgesetzter Empathie

Empathie allein reicht nicht. Empathie ist Mitgefühl. Zuviel davon muss man nicht haben. Den Patienten wird nicht dadurch geholfen, dass ihr Therapeut vor Mitgefühl und innerer Bewegtheit dahinschmilzt, wie das etwas in Mode gekommen ist – so, als wäre Empathie eine Wunderdroge. Interesse, Engagement, möglichst eigene Lebenslust und ein guter, ernster Blick, darauf kommt es an.

Ich selbst bin sehr gut im Aufnehmen und im Erkennen der Signale anderer, das habe ich ja schon früh trainiert. Ich verstehe Zusammenhänge, es fällt mir leicht, präzise zu fragen und schnell eine Hypothese zu entwickeln. Aber ich bleibe in meiner Burg, auch dann, wenn jemand sehr leidet. Es geht mir nicht persönlich an die Substanz, das muss es auch nicht. Manche Therapeuten sind abends fertig. Ich sei »pathologisch gut gelaunt«, frotzeln meine Patienten. Ich finde das gar nicht schlecht.

Wenn ich bei meinen Patienten bin, dann bin ich voll für sie da, ich stelle mich zur Verfügung, damit sie sich reflektieren können, einen verlässlichen Halt spüren und merken, die Welt geht noch lange nicht unter. Ich bin ja abgehärtet. Ich kann durch alles Unglück und durch alles Schwere hindurch den starken, heilen Kern eines Menschen sehen – und damit in Beziehung treten. Das ist bei aller Tragik etwas Schönes – und ich erlebe, dass es den Patienten sehr guttut, wenn ich an ihre Ressourcen anknüpfe.

SINNVOLLE THERAPIEMETHODEN

Wirkungsvolle Psychotherapien von guten und verantwortungsvollen Therapeuten müssen dieses Ziel haben: Die Patienten gewinnen ihre Selbstwirksamkeit zurück. Es gibt heute Hunderte Angebote mit vielen lustigen Namen – es ist nicht wichtig und auch gar nicht möglich, sie alle zu kennen. Manchmal verbirgt sich hinter einem schillernden Namen sowieso nur heiße Luft. Ich kann nur empfehlen, Probestunden zu vereinbaren und sich ein Bild davon zu machen, wen man vor sich hat: ob einem der Mensch vertrauenswürdig vorkommt, ob er Humor hat (ich finde das ein wichtiges Kriterium, denn Humor tut gut), ob er mir etwas Sinnvolles zu meinen Problemen erzählen kann und ob er einen Weg zur Symptomverbesserung aufzeigen kann. Wichtig ist auch, ob es mir nach einer Begegnung mit ihm bessergeht.

Wer sich bei seinem Therapeuten unwohl fühlt und sein Unbehagen nicht im Gespräch ausräumen kann, ist dort falsch. Wem strikte Vorgaben gemacht werden, was zu tun oder zu lassen ist (außer wenn es darum geht, eine Stunde rechtzeitig abzusagen), der sollte sich von seinem Therapeuten verabschieden. Eine Therapie ist keine Erziehungsanstalt, sondern es geht um die eigene, höchst individuelle Weiterentwicklung, um das eigene, aus vielen Facetten bestehende Leben.

Ein guter Therapeut entwickelt eine Therapie, die für seinen Patienten am besten passt. Er sollte eine fundierte, aus meiner Sicht am besten auch medizinische Ausbildung haben und psychotherapeutische Ausbildungen darüber hinaus. Am besten, er beherrscht viele Register, von verhaltenstherapeutischen Interventionen bis hin zu effektiven Tools aus der Traumatherapie. Das wäre der Idealzustand.

Als grobe Orientierung stelle ich hier eine Auswahl an Verfahren vor, die ich im Prinzip für gut halte – die Richtung stimmt, eine Garantie, dass auch der Therapeut, der sie anbietet, die richtige Person für Sie ist, gibt es nicht.

PROVOKATIVE THERAPIE

Die Grundidee ist, dass der Therapeut die selbstschädigenden Verhaltensweisen des Klienten humorvoll persifliert, damit dieser selbst über sein Verhalten lachen kann und damit größere mentale Freiheit gewinnt.

Ich arbeite gerne mit Interventionen aus der provokativen Therapie. Eine gute Sache, um Leichtigkeit in die Therapie zu bringen und den Menschen herauszufordern, sich wieder zu spüren. Ich kann hart sein. Aber es geht mir dabei ja auch immer um etwas: Dass der betreffende Mensch seine Kraft spürt, dass er sich wehrt (gegen mich – und damit überhaupt mal endlich wehrt).

Ich hole mir von meinen Patienten oder Klienten grundsätzlich vorher das Einverständnis, sie zu provozieren. Dann erkläre ich ihnen, dass sie ein bisschen durchhalten müssen: »Es ist, wie wenn man in den Zug steigt. Man kann nicht mitten auf der Strecke aussteigen.« Falls sie das tun, gehen sie aus der Bindung. Sie müssen aber unbedingt in der Bindung bleiben, sonst könnten sie retraumatisiert werden, denn sie wurden oft ja seelisch schwer verletzt und im Stich gelassen.

Ich mache mich nicht über meinen Patienten lustig. Das muss klar sein. Ein gutes Beispiel ist jener junge Mann mit der Stimmritzenproblematik, den ich im Wald ausgesetzt habe. So etwas darf nicht einfach als Experiment veranstaltet werden, der Therapeut muss sich vorher sehr genau überlegen, was er tut.

VERHALTENSTHERAPIE

Die Verhaltenstherapie wurde aus der Lerntheorie entwickelt. Der Kerngedanke ist, dass neue, angemessenere Verhaltensmuster erlernt werden können. Um Veränderungen zu bewirken, müssen die Ursprünge des Problems dabei nicht unbedingt ergründet werden. Wenn sich auch manchmal an den äußeren Bedingungen nichts verändern lässt, so kann man doch lernen, die innere Einstellung zu modifizieren und in schwierigen Umständen eine gewisse Zufriedenheit zu erreichen.

Manchmal führt allerdings kein Weg darum herum, eine Entscheidung zu treffen – zum Beispiel den Job zu wechseln oder sich von seinem Partner zu trennen. Dann nämlich, wenn die Diskrepanz zwischen dem Leben, das jemandem entspricht, und dem Leben, das er tatsächlich führt, zu groß ist. In der Verhaltenstherapie spricht man von »kognitiver Dissonanz«. Je größer die Diskrepanz – oder die Dissonanz – ist, desto belasteter wird das Leben. Es gibt diesen Erfahrungswert: Fünfzig Prozent Dissonanz und fünfzig Prozent Konsonanz (Übereinstimmung) sind noch erträglich. Damit kann man leben (lernen). Schrumpft die Übereinstimmung weiter, sind Menschen zunächst frustriert, dann resigniert, dann werden sie krank.

Es kommt deshalb in der Therapie darauf an, den Betreffenden vor Augen zu führen, in welch trauriger Situation sie stecken. Sie sollten dazu bewegt werden, möglichst da etwas zu verändern, wo es möglich ist. Und sie sollten auch erkennen, dass es Bereiche gibt, die man so nehmen muss, wie sie sind – zum Beispiel die Strukturen im Betrieb oder die Schrullen der Schwiegermutter am zweiten Weihnachtsfeiertag. Diesen Unterschied wahrzunehmen kann bereits ein wichtiger Schritt sein.

Deshalb ist die Funktionsanalyse in der Verhaltenstherapie eine wertvolle Arbeitsgrundlage. Man überlegt, welche Funktion die Störung oder die Krankheit im Leben eines Menschen haben könnte.

Nehmen wir dieses Beispiel: Jemand wird in seinem Betrieb gemobbt. Er kann nun nicht einfach erklären, dass er nicht mehr kommt. Er produziert also ein Symptom. Der Arzt schreibt ihn krank – und schon kann er die Auseinandersetzung am Arbeitsplatz vermeiden. Die körperlichen Symptome lassen klassischerweise nach, wenn Distanz zur angstauslösenden Situation besteht. So ist es nicht überraschend, dass viele Patienten bei der Entlassung aus der Klinik wieder eine Verschlechterung ihrer Symptome verspüren, weil sie sich wieder dem

Alltag mit all seinen Problemen und Konflikten stellen müssen.

Deshalb ist es so wichtig, sich in der Therapie seiner Gegenwart zu stellen und sich nicht in seiner Vergangenheit zu verkriechen. Es ist die Art und Weise, wie wir jetzt leben, die uns krank macht oder nicht gesund werden lässt – es ist nicht die Vergangenheit. Die kann uns höchstens erklären, warum wir uns heute so oder anders verhalten. Die Vergangenheit müssen wir akzeptieren, die Zukunft können wir gestalten. Das ist das Prinzip, das viele Menschen mit psychischen Problemen verstehen müssen.

Dies passiert dann auch sinngemäß mit der Angstexposition auf dem Berg, die ich ja weiter vorne bereits beschrieben habe: Man lernt, sich seiner Angst zu stellen – und selbst durch körperliche Symptome lässt man sich im Hier und Heute nicht davon abbringen. Diese Methode ist Teil der Verhaltenstherapie, sie heißt Angstüberflutung. Ich wende sie gerne an – und immer wieder mit Erfolg. Diese Überflutung mit der höchsten Angststufe am Anfang kontrastiert stark mit der sonst üblichen systematischen Desensibilisierung, bei der man die Konfrontation mit der Angst in langsamen Stufen steigert.

Für einen Biobauern beispielsweise eignete sich die Angstüberflutung prima – zum Einstieg in die Therapie. Der Mann war um die fünfzig, er litt an Depressionen und massiven Herzproblemen. Als er in die Klinik kam, war das ein kurioses Bild, denn vier Frauen flatterten um ihn herum: seine Mutter, seine beiden Schwestern und seine Ehefrau, die allesamt sehr bemüht und besorgt um ihn waren. Er kam als Liegendtransport, weil ihm die vorbehandelnden Kardiologen gesagt hatten, jede anstrengende Bewegung könne ihn umbringen. Bei jedem Schritt wurde er von einer der Frauen gestützt. Sein Herz war bereits von mehreren herausragenden Herzspezialisten in Deutschland gecheckt worden – gefunden hatten sie nichts. Deshalb kam er zu uns, in die Psychosomatik.

In meiner Therapie habe ich ihn zunächst verhaltenstherapeutisch ermutigt, seine Angst zu durchbrechen und mit mir ganz einfach und ohne Stütze über den Platz vor der Klinik zu spazieren und dann anzufangen, leicht zu joggen. Ich konnte das nur wagen, weil ich die Untersuchungsergebnisse der Herzzentren kannte, die eine organische Ursache eindeutig ausgeschlossen hatten, das muss ich hier noch mal betonen.

Der Mann war natürlich zuerst entsetzt, er sagte, er könne das nicht, er fürchte zu sterben. Er traute sich dann doch, ich begleitete ihn ja, und er hatte Vertrauen zu mir. Dann erlebte er, dass er durch die oben beschriebenen Stadien seiner Angst gehen konnte und dass sein Herz zwar raste, sich dann aber wieder beruhigte. Und dass es ihm sehr heiß wurde, er aber überlebte. Anschließend kamen Aspekte aus der Systemischen und aus der Interpersonellen Therapie zum Einsatz – beide Therapien werde ich im Folgenden erklären.

INTERPERSONELLE THERAPIE

Es handelt sich hierbei um die führende Therapieform bei der Behandlung von Depressionen – fast immer bedeutet das eine Kombination aus Medikation und Psychotherapie. Die Anhänger der Interpersonellen Therapie gehen davon aus, dass Depressionen und andere psychische Erkrankungen multifaktoriell bedingt sind und sich stets in einem interpersonellen, also zwischenmenschlichen Kontext entwickeln.

Die therapeutische Arbeit setzt deswegen an den aktuellen Lebensbezügen des Betroffenen an – Partnerschaftskonflikte können das sein, Rollenveränderungen in einem Familiensystem im Rahmen von Elternschaft oder bei der Pflege eines Angehörigen. Der Patient soll mit Hilfe des Therapeuten die zwischenmenschlichen Probleme verstehen und Handlungsstrategien entwickeln. Gleichzeitig wird daran gearbeitet, die Symptome zu reduzieren.

Der Therapeut hört nicht nur einfach zu, sondern er übernimmt die Führung, ist immer lösungsorientiert und stellt klare Fragen, ohne dabei manipulativ zu sein. Die eindeutige Führungsrolle des Arztes ist deshalb so wichtig, weil ein Hauptsymptom der Depression die hohe Ambivalenz, die Entscheidungsunfähigkeit, ist.

SYSTEMISCHE THERAPIE

Die Systemische Therapie baut auf folgendem Grundgedanken auf: Ein Mensch wird nicht einfach krank, sondern es hängt häufig mit dem System zusammen, in dem er lebt oder aufgewachsen ist. Kinder nehmen bereits schwierige Rollen an – sie opfern, unbewusst natürlich, ihre eigene Lebensfreude und/oder ihre Entwicklung, um ein marodes Familiensystem zu stabilisieren. Das kann einmal die Rolle des Überfliegers sein, auf den sich der Stolz der Eltern konzentriert. Oder, auch ziemlich verbreitet, die Rolle des Sündenbocks, der die Aggressionen im Raum wie ein Blitzableiter auf sich lenkt. Oder natürlich die Rolle des Kranken, um den sich Vater und Mutter kümmern. Die Betroffenen spüren das, und natürlich ist die – oft unbewusste – Angst immens, dass ein Unglück passiert, wenn sie sich aus der Rolle befreien und ihrem eigenen Leben zuwenden.

Die Gefahr besteht tatsächlich, dass dann etwas zusammenbricht. Aber sie müssen sich aus ihrer Rolle befreien, denn nur wenn sie das tun, werden die anderen endlich mit ihren Problemen und ihren wahren Gefühlen konfrontiert und haben selbst die Chance, sich bei Bedarf Begleitung zu suchen und ihre Probleme zu lösen.

Zurück zum Biobauern mit dem treusorgenden Frauenquartett: Er ist mit einer alleinerziehenden Mutter und seinen Schwestern auf einem landwirtschaftlichen Gehöft aufgewachsen. Alles drehte sich um ihn, den einzigen Mann weit und breit, er wurde von Kindheit an gehätschelt und bewundert. Irgendwann heiratete er und zog mit seiner Frau nur ein paar Meter weiter weg auf einen Hof. Jetzt waren vier Frauen ständig um ihn herum, jeder Wunsch wurde ihm von den Lippen abgelesen.

Dann bekam er einen Sohn – und alles änderte sich von einem Tag auf den anderen. Die Aufmerksamkeit der Frauen wanderte weg von ihm hin zum Kind. Seine Wut darüber und das Gefühl, plötzlich nichts mehr zu bedeuten, konnte er nicht ausdrücken, er hätte sich lächerlich gemacht. Dieses Unbehagen verschob er unbewusst auf die körperliche Ebene. Mit Depressionen, Herzrasen und schrecklichen Beklemmungsgefühlen holte er sich die Aufmerksamkeit zurück.

Wir beschäftigten uns in der Therapie nun mit seiner familiären Situation. Hier stimmte wirklich vieles nicht mehr. Eine Lawine kam ins Rollen.

Fester Bestandteil der Systemischen Arbeit sind Aufstellungen – die Patienten entwerfen ein Bild ihres Familiensystems (oder auch eines anderen Systems), sie machen das entweder mit anderen Personen oder auch mit Gegenständen, zum Beispiel Holzklötzen oder Steinen. Es ist immer wieder faszinierend, was dabei zum Vorschein kommt. Die Patienten bekommen einen Blick für die Zusammenhänge, in denen sie stecken. Manche sehen mit einem Mal, dass es fast unmöglich ist, in einer Konstellation wie der ihrigen noch Luft zu bekommen. Ich denke an eine Frau, die in ihrer Aufstellung geradezu umzingelt war vom Ehemann, den Kindern, den Geschwistern, den Schwiegereltern – sie erkannte nun, dass sie viel zu viel Energie in ihre Familie investierte, aber kaum etwas von ihr zurückbekam. Und ihr wurde klar, dass sie das nicht mehr wollte.

Besagter Biobauer stellte anhand des Bildes, das er zu seiner eigenen Situation intuitiv choreographiert hatte, ohne weiteres fest, dass er mit der Mutter und seinen Schwestern zu eng verflochten war. Wir sprachen darüber, er hatte in der Klinik genug Zeit, sich mit seinen neuen Erkenntnissen auseinanderzusetzen.

Ich versuche oft, meinen Patienten zu verdeutlichen, dass die anderen, die sie umgeben, es meist erst einmal gar nicht begrüßen, wenn sie sich weiterentwickeln und stärker und selbstbewusster werden, weil sich dann etwas in dem vertrauten System ändert. Die anderen haben ja oft auch etwas davon, wenn einer schwach ist: Sie können helfen, sie müssen beispielsweise keine Angst haben, verlassen zu werden. Deshalb wünschen sie sich oft, dass die Betroffenen nach dem Klinikaufenthalt zu Hause wieder ihre alte Rolle einnehmen, dabei aber wieder gut gelaunt sind und funktionieren. Systeme haben etwas Gefährliches, sie können sehr viel Lebenskraft rauben.

In seiner Therapie hatte der Bauer verstanden, dass seine Herzrhythmusstörungen auf seine jahrelange unterdrückte Wut zurückzuführen waren. Es lag nicht nur daran, dass er nicht mehr so viel Aufmerksamkeit bekam wie früher, sondern auch daran, dass ihm immer in alles hineingeredet wurde.

Um das sichtbar zu machen, bestellte ich alle vier Frauen zu einem Familiengespräch ein, in dem sich der Patient von seiner angestauten Wut entlastete – und alle staunten, welche Kraft in dem scheinbar Schwerkranken steckte. Er brach dann erst mal den Kontakt zur Mutter und zu seinen Schwestern ab, verkaufte sein Haus und zog mit seiner Frau und seinem Sohn weg. Das führte zu großem Ärger, aber dem Mann und seinem Herzen geht es seither sehr viel besser – und das ist wichtiger, als ein krankes System aufrechtzuerhalten.

Ich möchte hier noch einmal auf die Familienaufstellungen zurückkommen, die sehr hilfreich sein können –

manchmal aber geradezu gemeingefährlich sind. Der Amerikanerin Virginia Satir, die diese Methode entwickelte, verdanken wir sehr viel, ebenso der Heidelberger Schule, die die Methode in Deutschland weiter verfeinert hat.

Einer, der mit diesem Instrument weltweit zweifelhafte Berühmtheit erlangt und die eigentlich gute Systemische Therapie ins Zwielicht gebracht hat, ist Bert Hellinger. Er wurde 1925 geboren und war ursprünglich Pater. Noch bis vor wenigen Jahren füllte er große Hallen mit seinen Vorführungen. Von der Psyche der Menschen versteht er meiner Ansicht nach wenig, er weiß aber, dass sich Menschen in einem labilen Zustand von einem wie ihm, der viel Unsinn erzählt, um sich selbst wichtig zu machen, verführen lassen. Mittlerweile hat er einige tausend Jünger ausgebildet, die ihm nacheifern. Der Mann ist für mich ein Psychoterrorist. Ich sage das so hart, weil ich so viele Patientinnen und Patienten erlebt habe, denen er mit seinen Ideen geschadet hat, die verstört und manchmal schwer suizidal zu uns in die Klinik kamen und viel Zeit brauchten, um das loszuwerden, was dieser Mann ihnen eingeimpft hatte.

Bert Hellinger hat sich auf Familiengeheimnisse spezialisiert. Auf der Bühne stellten Menschen mit Ersatzpersonen ihre Familien auf – wer selbst keine Ahnung hatte, welches schreckliche Geheimnis es in seiner Familie gab, dem sagte Hellinger eines auf den Kopf zu und deklarierte das als Erklärung für Probleme aller Art.

Ich bin ja neugierig und nahm deshalb selbst vor vielen Jahren an einer seiner Veranstaltungen teil. Mir prophezeite er, ich würde einsam sterben. Ich war zum Glück nicht besonders betroffen von dieser düsteren

Perspektive und fragte ihn deshalb: »Warum das?« Er antwortete gewichtig: »Weil dein Großvater jemanden in Verdun erschossen hat.« Ich sagte daraufhin: »Mein Großvater ist aber gar nicht in Verdun gewesen!« Dann kam die Intervention, die er immer bringt, wenn er nicht weiterweiß: »Das ist aber so.« Ich musste die Bühne verlassen. Wer zum Grübeln und Schwarzsehen neigt, kann durch so etwas richtig abstürzen.

Auch so etwas behauptete er: Mutter und Vater müssten geehrt werden, egal was passiert sei, das ist seine religiös-verschrobene Auffassung, die sich durch ihn leider auch in einigen durchaus modernen Therapiepraxen verbreitet hat. Falsch! Es gibt Erlebnisse, die verzeiht man nicht. Es gibt Eltern, die sind nicht zu achten, da kommt es darauf an, endlich gesunde Distanz zu beziehen und klar zu sehen, dass sie die Täter sind und man selbst das Opfer ist. Nicht die Tatsache, dass der Vater der Erzeuger ist, macht ihn zu einem guten Vater, sondern nur sein gutes Verhalten. So ist das. Und deshalb: Distanz zu selbstherrlichen »Helfern« wie Bert Hellinger.

Überhaupt sollten Sie Therapeuten meiden, die Ihnen Lösungen und Erklärungen überstülpen wollen. Klare, fachlich begründete Handlungsanweisungen in einer depressiven Episode sind in Ordnung – doch niemand kann Ihnen sagen, was im Großen und Ganzen richtig oder falsch für Ihr Leben ist. Wir sind alle unterschiedlich sozialisiert, und niemand kann Ratschläge erteilen. Therapeuten können höchstens unterschiedliche Strategien anbieten, Hypothesen bilden und dann vielleicht gemeinsam mit Ihnen eine Lösung entwickeln. Aber jeder muss letztlich für sich entscheiden, was richtig ist und was nicht. Hüten Sie sich vor all jenen, die Ihnen sagen und vorschreiben wollen, wie Sie zu leben haben. Das sind keine Therapeuten, das sind Missionare.

TIEFENPSYCHOLOGISCH FUNDIERTE THERAPIE

Die tiefenpsychologisch fundierte Psychotherapie, kurz TP, beruht auf den theoretischen Grundlagen der Psychoanalyse und ihren Weiterentwicklungen. Was ich von der Psychoanalyse halte, habe ich Ihnen ja schon geschildert: wenig.

Die TP kann man als die kleine Schwester der Psychoanalyse bezeichnen. Zwischen Therapeut und Patient besteht mehr Kontakt, das Hier und Heute wird stärker berücksichtigt, der Vergangenheit wird ebenso viel Aufmerksamkeit eingeräumt wie der Gegenwart.

Ich kenne verschiedene TP-ler, die eine gute Therapie machen – vor allem sind es Therapeuten, die einen guten Blick für die Grundstrukturen ihrer Klienten haben, dann aber in der Gegenwart mit ihnen arbeiten.

SCHEMATHERAPIE

Diese Therapierichtung hat zur Grundlage, dass Menschen sich in der Kindheit und auch in ihrem weiteren Leben Muster aus Emotionen, Erinnerungen, Kognitionen und Körperempfindungen aneignen, die das Verhalten steuern. Man fokussiert als Therapeut hier also nicht auf einzelne Erinnerungen, sondern darauf, welche Muster daraus entstanden sind. Diese können mit der eigenen Persönlichkeit, den Talenten, Stärken und Schwächen unvereinbar sein und das Leben erschweren.

In der Therapie geht es darum, sich diese Schemata bewusst zu machen, Distanz zu ihnen zu beziehen und die Muster dann möglichst zu ändern. Dazu gehören auch die bereits erwähnten Leitsätze. »Ich bin nicht gut genug«, dieser Leitsatz dürfte übrigens die Hitliste der verbreitetsten, unheilvollen Lebensbegleiter anführen.

EMDR

(Eye Movement Desensitization and Reprocessing)

EMDR wird zur Behandlung einer posttraumatischen Belastungsstörung eingesetzt. Manche Kassen bezahlen dieses Verfahren neuerdings, wenn es gut begründet werden kann. Zentrales Element ist die Nutzung bilateraler Stimulation: Der Patient folgt dem ausgestreckten Zeigefinger des Therapeuten mit den Augen, während dieser seine Hand wie einen Scheibenwischer abwechselnd nach rechts und links bewegt.

Es kann sinnvoll sein, diese Technik einzusetzen. Ich habe aber Zweifel, dass die Augenbewegung allein verantwortlich ist für die nachgewiesene entlastende Wirkung. Eine ganz wichtige Rolle spielt sicherlich auch hier der enge Kontakt zum Therapeuten. Ist der Therapeut kalt und unsympathisch, dann kann er vor den Augen des Patienten mit dem Finger hin und her wedeln, so viel er will. Dann bringt das gar nichts.

CBASP

(Cognitive Behavioral Analysis System of Psychotherapy)

Diese Methode kommt aus den USA, sie wurde für Menschen mit chronischen Depressionen in der stationären Therapie entwickelt. Das Verfahren mit dem unaussprechlichen Namen gilt als wirkungsvoll und beginnt gerade in Deutschland Fuß zu fassen.

Integriert sind Teile aus der Verhaltenstherapie und auch der Interpersonellen Therapie. Cbasp steht für den ziemlich undogmatischen Ansatz, verschiedene therapeutische Werkzeuge nach Bedarf zu kombinieren. Für das also, was erfahrene und auch begabte Therapeuten sowieso schon tun. Bevor ein Mensch in Deutschland etwas von Cbasp hörte, haben ich und hoffentlich auch eine ganze Menge anderer Therapeuten so etwas Ähnliches angewendet, indem sie mit Herz und Verstand ihre Arbeit machten.

HYPNOSE

Hypnose ist eine schöne Methode, die Therapien bereichern kann. Viele Patienten stellen sich allerdings etwas Falsches darunter vor und sind dann enttäuscht. Durch Hypnose wird ein tiefenentspannter Zustand zwischen Wachen und Schlafen erreicht – aber es passieren währenddessen keine Wunder und auch keine Wunderheilungen. Dass jemand durch Hypnose plötzlich wieder gesund wird oder erfährt, dass er in einem früheren Leben Karl der Große war, passiert zum Beispiel im Fernsehen. Das ist aber nichts weiter als Show.

Hypnose ist harmlos und kann im Rahmen einer umfassenden Therapie sehr guttun. Durch die Tiefenentspannung kann sich Schmerz in Wärme verwandeln, und störende Symptome können zumindest vorübergehend verschwinden.

Es gibt die suggestive Hypnose, aus der das Autogene Training entwickelt wurde: Dem Patienten wird vom Therapeuten suggeriert, er fühle sich warm und entspannt und ruhig. Wer das regelmäßig übt, kann sich bald selbst in diesen angenehmen Zustand bringen – ich empfehle das sehr.

Außerdem hat sich eine Methode bewährt, die man als Verwirr-Hypnose bezeichnet. Erfunden wurde dieses Prinzip von Milton Ericksen. Da werden in klug zusammengefügten Geschichten so schnell so viele Informationen erzählt, dass die Zuhörer irgendwann abschalten und in einen Trancezustand fallen.

Bei beiden Formen der Hypnose können im tiefen Entspannungszustand Informationen eingestreut werden, beispielsweise »Ich bin zuversichtlich«, »Der Schmerz ist verschwunden« oder »Alles ist still, mein Tinnitus hat sich aufgelöst«. Damit Hypnose langfristig wirkt, muss sie oft wiederholt werden.

Mein Vater hat in den sechziger Jahren Männer mit Potenzproblemen behandelt – mittels Hypnose. Er war erfolgreich. Die ganze Gruppe hatte eine Erektion. Doch als die Hypnose vorbei war, war auch die Erektion weg – und sie kam auch bei sexueller Erregung nicht wieder. In die Schlafzimmer konnte mein Vater ja nicht mitgehen – also war der Effekt dieser Methode zwar erst mal faszinierend, im Ernstfall aber wenig hilfreich.

EMOTIONSFOKUSSIERTE PAARTHERAPIE

Der Emotionsfokussierten Paartherapie (EFT) liegt der Gedanke zugrunde, dass Menschen sich in Beziehungen dann wohl fühlen, wenn die Bindung sicher ist.

Die Therapeuten, die diesen Ansatz verfolgen, fokussieren ganz auf die Gefühle der beiden Partner – etwa auf die Angst davor, verlassen zu werden, die hinter Wut oder Rückzug steckt. Hier, auf dieser tiefen, emotionalen Ebene müssen die Partner einander verstehen und abholen, ist die Idee. Die Worte ergeben sich dann von selbst.

Lange bestand Paartherapie darin, die Kommunikationsgewohnheiten der Partner zu verändern. Ich-Botschaften sollten sie lernen. Ihre Wut zügeln und in klare Botschaften und Wünsche verwandeln. Der Schweizer Paartherapeut Jürg Willi lehrte, dass man – Stichwort »Kollusion« – die Persönlichkeitsstruktur der beiden Partner analysieren müsse, um dann zu begreifen, warum sie in manchen Situationen so gnadenlos aufeinander losgehen. Geholfen hat dieser Ansatz wenig.

KÖRPERTHERAPIEN

Sehr wichtig sind aus meiner Sicht auch Körpertherapien, die auf den Abbau von Verspannungen abzielen. Ihr Sinn ist es, nicht über das Denken und die Reflexion in die Gefühle zu kommen, sondern über Körpererfahrung.

Die Tanz- und Bewegungstherapie kann sehr wirkungsvoll sein – auf jeden Fall ist sie immer eine gute

Ergänzung und Begleitung psychotherapeutischer Prozesse. Ebenso ist die tiergestützte Psychotherapie ein faszinierender Behandlungsansatz. In Scheidegg haben wir beispielsweise eine Zeitlang zu therapeutischen Zwecken mit einem Pferd gearbeitet – bei manchen Patienten löste die Begegnung mit dem Tier Glücksgefühle aus, die sie gar nicht mehr von sich kannten.

Grundsätzlich wird stationär aber viel mehr therapeutische Vielfalt bezahlt als ambulant. Wer privat versichert ist, bekommt das ganze Programm auch ambulant häufig erstattet, gesetzlich Versicherte können froh sein, wenn sie wenigstens einen Zuschuss erhalten. Das hat den großen Nachteil, dass Patienten im stationären Rahmen immer wieder mal eine Therapieform finden, in der sie sich gut aufgehoben fühlen, sobald sie entlassen sind, können sie die dann aber nicht mehr fortsetzen, weil sie sie nicht erstattet bekommen.

DIFFERENTIALDIAGNOSE UND MEDIKAMENTE

Manchmal gibt es eine eindeutige körperliche Erklärung für Niedergeschlagenheit, Antriebslosigkeit oder ständige innere Unruhe – und ich erwarte von guten Ärzten und Therapeuten, nicht der Versuchung zu erliegen, so etwas vorschnell der Psyche zuzuordnen. Eine genaue Diagnose ist wichtig, aber sie wird nicht immer vollständig gemacht.

In die Klinik, die ich leitete, kamen immer wieder Menschen mit einer Einweisung wegen Depressionen und unklaren Schmerzen, die vom überweisenden Arzt als psychosomatisch eingeordnet worden waren. Das war dann aber bei genauerer Betrachtung gar nicht psychosomatisch. Die Nebennieren produzierten zu wenig Hormone, die Schilddrüse spielte verrückt, ein Eisenmangel lag vor, die Hormonspirale oder die Pille wurde nicht vertragen, die Wechseljahre zeigten ihre Wirkung.

Manchmal ist es schwierig, festzustellen, was wovon kommt. Dafür muss man Zeit investieren. Schwerkranke Patienten nehmen viele Medikamente. Manchmal handelt es sich bei ihren Depressionen um eine Nebenwirkung der Pharmaka. Manchmal sind Schlafstörungen der Auslöser für die Depressionen. Es ist wichtig, das zu klären.

Ich habe Patienten erlebt, deren Depressionen verschwunden waren, als sie Schilddrüsenhormone einnahmen oder wieder einen guten, mit Tiefschlafphasen durchsetzten Schlafrhythmus gefunden hatten.

PSYCHOPHARMAKA

Psychopharmaka können ein Segen sein. Bis vor einigen Jahren noch standen sich die biologische Psychiatrie und die psychodynamische Psychiatrie geradezu unversöhnlich gegenüber. Heute ist das zum Glück nicht mehr ganz so extrem.

Den biologischen Ansatz findet man aber immer noch vermehrt in psychiatrischen Kliniken. Dort werden oft die Lebensereignisse, die zu der Erkrankung führen, nicht ausreichend gewürdigt. In psychosomatischen und psychotherapeutischen Kliniken werden dagegen oft die Chancen einer vorübergehenden psychopharmakologischen Behandlung vertan.

Aus hirnbiologischer Sicht, ich habe es weiter vorne erklärt, ist immer die Konzentration am Rezeptor einer Hirnzelle dafür entscheidend, ob eine Information sach- und realitätsgerecht weitergegeben wird. Ist diese Konzentration gestört, entstehen Fehlwahrnehmungen. Dann kommt es zu Wahnerleben, Halluzinationen oder eben auch zu krankhaften Veränderungen des Affekts wie schwerer Depression oder Manie.

Ich gebe hier nur eine grobe Übersicht und konzentriere mich auf die Psychopharmaka, mit denen ich in den letzten dreißig Jahren gearbeitet habe. Das sind nicht viele, da ich es für besser halte, mit wenigen Mitteln zu arbeiten, mit denen man Erfahrung hat, statt sich in einer Polypharmazie zu verlieren. Im Laufe meines beruflichen Lebens habe ich immer mehr den Glauben an pharmazeutische Studien verloren, da ich mich oft des Eindrucks nicht erwehren konnte, dass diese Studien Ergebnisse produzierten, die von der finanzierenden Firma gewünscht wurden. Studien, die dagegen nicht das gewünschte Ergebnis erzielten, wurden gar nicht erst publiziert.

Nachdenklich hat mich auch immer gemacht, dass Professoren, die bestimmte Medikamente empfahlen, nicht selten gleichzeitig bei den Pharmafirmen, die diese Medikamente herstellten, als Berater tätig waren. Dass diese Fachleute auch noch bei der Erstellung der nationalen Versorgungsleitlinie richtungsweisend sind, ist für die Pharmaindustrie erfreulich, ansonsten aber extrem unseriös.

Ich habe in den fünfundzwanzig Jahren meiner Tätigkeit als Chefarzt fast nie einen Pharmaberater empfangen, weil ich mich mehr auf meine empirischen

Erfahrungen verlassen habe beziehungsweise auf Empfehlungen von klinischen Kollegen, von denen ich wusste, dass sie sich nicht kaufen lassen.

Im Wesentlichen arbeiten alle Psychiater mit vier unterschiedlichen Medikamentengruppen: Antidepressiva, Neuroleptika, Benzodiazepinen und benzodiazepinähnlichen Substanzen. Bei der Einstellung auf ein oder mehrere dieser Medikamente ist eine enge Betreuung unerlässlich. Das ist aber oft im ambulanten Bereich nicht der Fall und nicht möglich. Deshalb habe ich immer mit meinen ambulanten Patienten eine regelmäßige Rückmeldung per E-Mail oder auch SMS vereinbart.

Gerade die Feineinstellung ist so wichtig, weil Patienten sonst unnötig Nebenwirkungen ertragen müssen und damit die Compliance, die vertrauensvolle Zusammenarbeit, belastet wird. Hier ist eine sorgfältige Aufklärung so wichtig. Ich habe die Erfahrung gemacht, dass sich mit Patienten, die auch die Wirkungsweise des Medikamentes verstehen, fast immer eine gute Zusammenarbeit entwickelt hat. Auch hier ist Vertrauen die Basis für eine gute Therapie.

Bei der medikamentösen Eindosierung auf Antidepressiva braucht es viel Erfahrung. Die Einschleichung sollte deshalb den Fachleuten überlassen bleiben. Hausärzte sind hierfür meistens die falsche Adresse. Die häufigsten Fehler sind, dass nicht ausreichend lang und nicht ausreichend hoch dosiert wird. Man braucht viel Geduld, um die richtige Stoffgruppe zu finden, und sollte immer die Blutwirkspiegel kontrollieren. Dies wird bis heute leider oft nicht gemacht.

Bei der Auswahl des Medikamentes geht man nach

der Zielsymptomatik. Also eher beruhigend und angstlösend oder antriebssteigernd oder schlafanstoßend? Stimmungsaufhellend und stimmungsstabilisierend sollten natürlich alle Antidepressiva sein. Aber es ist dann wichtig, sich für das Medikament zu entscheiden, das am meisten Wirkung bei der geringsten Nebenwirkung entfaltet.

Ich tendiere zur Monobehandlung. In der Praxis hatte ich aber mehrheitlich Patienten, die von anderen Ärzten auf viele unterschiedliche Medikamente eingestellt wurden, so dass man gar nicht mehr unterscheiden konnte, welche Wirkung über welches Medikament kam.

TEIL 3

WAS KANN ICH SELBST TUN?

Gegenwart verändert sich, indem man sie mit neuen Gedanken und Erlebnissen überschreibt. Das Leben spielt sich heute ab. Wenn uns die Vergangenheit ärgert, dann können wir die Gegenwart dagegensetzen. Unser Gehirn ist formbar, auch wenn die wesentlichen Prägungen in der frühen Kindheit entstehen und wir an diesen Verschaltungen nicht mehr rütteln können.

Aber wir können bei uns selbst für positive Gefühle sorgen. Indem wir uns ausprobieren. Erfahrungen machen. Ob mit Menschen oder der Natur. Indem wir eben nicht in der alten Falle hängenbleiben, die da ist: immer über die Vergangenheit nachdenken.

Es gibt in Asien einen Trick, Affen zu fangen. In einen großen, irgendwo befestigten Kürbis wird eine Orange gelegt. Der Affe steckt seine Hand hinein, greift nach der Orange – und kriegt die Orange nicht heraus. Statt die Orange loszulassen, seine Hand wieder herauszuziehen und abzuhauen, hängt er fest und wird so zur leichten Beute für seine Jäger.

Diese Geschichte passt zu vielen Menschen. Sie lassen ihre alte Geschichte nicht los. So, als würde die Belohnung schon kommen, wenn sie nur lange genug daran festhalten. Dabei sind erwachsene Menschen doch frei. Sie können sich Neuem, anderem zuwenden, auch wenn sie äußerst bittere Erfahrungen gemacht haben.

Auch diese Einsicht kann ein reifer Mensch haben: Einsamkeit kann unheimlich schön sein, Leiden ebenso, Traurigsein auch. Es sind intensive Gefühle. Sie machen deutlich, dass man lebendig ist. Es gibt kein Gesetz, das besagt, dass das Leben immer heiter und angenehm sein muss. Aber ebenso wenig gibt es ein Gesetz, das besagt, dass es immer traurig und immer einsam ist.

Das Leben enthält viel Veränderung, das können wir an der Natur ablesen. Wichtig ist es, für die Veränderungen offenzubleiben und nicht in Panik zu geraten, wenn die Zeiten schwierig sind und Verzweiflung das Herz umklammert.

Pflegen Sie Ihre Beziehung

Das Thema intime, innige Beziehung ist so wichtig – und wird merkwürdigerweise so oft unterschätzt. Eine gute intime Beziehung ist eine hervorragende Voraussetzung, um seelisch gesund zu bleiben. Körperliche Berührung, miteinander sprechen, einander Feedback geben, Sorgen und Glücksmomente teilen – das alles ist gut für den Menschen. Es löst angenehme Gefühle aus und kurbelt die Ausschüttung der Endorphine an. Diese grandiose Ressource als Paar zu nutzen, ist eine sehr gute Idee.

In der Anfangszeit einer Beziehung, in der Phase der großen Verliebtheit, ist das auch allen klar, und jeder spürt die segensreiche Wirkung. Doch leider hält diese Phase nicht allzu lange an.

Ein beliebter Vortrag, den ich in Scheidegg regelmäßig gehalten habe, heißt »Die Kunst der Ehezerrüttung«. Mein Publikum amüsierte sich immer sehr, aber ich bin nicht sicher, ob allen klar ist, dass sie selbst auch betroffen sind.

Meine Kernaussage lautet: Millionen Paare bemühen sich nicht mehr umeinander. Sie ziehen sich hübsch an – fürs Büro. Oder wenn sie mit anderen ausgehen. Zu Hause, nur mit dem Partner, lassen sie sich gehen. Ein schönes Symbol dafür: der »Wohnbeutel«, man kann auch Jogginganzug dazu sagen oder einfach hässliches, hundert Prozent unerotisches Teil für Feierabend und Wochenende. So begegnen sich also Paare, die ein paar Jahre zusammen sind.

Und nicht nur hier hält Nachlässigkeit Einzug. Auch das Interesse aneinander wird nicht gepflegt. Es beginnt ein Wettkampf um Aufmerksamkeit, um Lob, um Liebe. Zwei Bedürftige ringen miteinander – und zu guter Letzt herrscht eine Pattsituation. Der eine gibt dem anderen nichts, weil er vom anderen auch nichts bekommt. So versiegt die Quelle, die eigentlich so sehr zum Wohlbefinden beitragen könnte.

Wenn möglich beziehe ich die Partner mit ein, wenn Menschen in Krisen zu mir kommen. Oft stellt sich heraus, dass es auch – oder sogar vor allem – in der Beziehung zentrale Probleme gibt. Die Patienten sind immer wieder überrascht darüber. So als wäre es möglich, dass eine Partnerschaft, die von Missachtung geprägt ist, keine große Wirkung hat. Doch! Hat sie!

So viele Paare führen ein furchtbares Leben miteinander. Was ich da schon alles gehört habe. Die Menschen klauen sich gegenseitig die Post, sie kritisieren sich dauernd, sie machen sich vor Nachbarn schlecht. Oder sie leben gleichgültig nebeneinanderher. Lieber versaut man sich selbst das ganze Leben, als einen Schritt auf den anderen zuzugehen. Jeder sitzt in seinem Schützengraben, Sturmhaube auf dem Kopf, voller Angst, sich dem Konflikt zu stellen. Keine körperliche Nähe, ständige Anspannung.

Ich arbeite gerne mit Paaren. Oft ist die Paarbeziehung der Schlüssel für Ängste und Depressionen. Glauben Sie mir das, es gibt unzählige Beispiele: Ein Partner geht in die Depression, statt sich beruflich weiterzuentwickeln, damit er den anderen nicht überholt und für ihn bedrohlich wird. Ein anderer entwickelt eine Angststörung, damit der Partner bloß nicht wagt, sich zu entfernen.

Ich frage die traurigen Paare, die vor mir sitzen, direkt, was sie füreinander empfinden. Meistens kommt etwas verdruckst die Antwort »Wir lieben uns«. Dann frage ich, wann sie einander das letzte Mal ein Kompliment gemacht haben. Oft fällt ihnen dann nichts Konkretes ein.

Ich spreche alles an, was mit ihrem Kontakt zu tun hat: Woran sehen Sie, dass Sie sich lieben? Ich bin kein Voyeur, aber ich halte es für sehr wichtig, offen über Sexualität zu sprechen. Viele Therapeuten tun das nicht, weil es ihnen selbst peinlich ist oder sie Angst haben, voyeuristisch zu wirken. Dabei ist die Sexualität ein Seismograph für die Qualität der Beziehung. Wenn die Sexualität schlecht ist oder gar nicht mehr stattfindet – nicht mal in Form von Zärtlichkeit –, dann ist man mit der falschen Person zusammen. Das bedeutet nicht, dass sich ein solches Paar sofort trennen muss. Aber es bedeutet, dass die beiden unbedingt darüber sprechen müssen, was bei ihnen los ist.

Über Sexualität wird in Paarbeziehungen heute genauso wenig gesprochen wie in den prüden fünfziger Jahren, das ist meine Erkenntnis aus der Arbeit mit Hunderten Paaren. Sie leiden, sie schweigen, sie gewöhnen sich daran, allein zu onanieren, sie reden sich ein: Das ist bei anderen doch auch nicht besser; man kann nicht alles haben; mein Mann ist ein ganz Lieber, Sex ist nicht wichtig. Das stimmt aber nicht, es gibt eigentlich bei jedem ein Grundbedürfnis nach Berührung und nach Intimität. Und es ist schade und kann krank und traurig machen, sich dieses Grundbedürfnis abzugewöhnen.

Ich finde es bedauerlich, wie falsch oft mit sexuellen Problemen umgegangen wird: Urologen verschreiben Berge von Potenzmitteln, die die Männer – heimlich! – schlucken, eine halbe Stunde bevor es zur Sache gehen könnte. Frauen (und auch Männer) spielen Orgasmen vor, weil sie den anderen nicht lang strapazieren oder alles schnell hinter sich bringen wollen. Da sind Menschen, die eng zusammenleben, die glauben, sich gut zu kennen und zu vertrauen, aber sie zeigen sich dem anderen gar nicht wirklich. Wie sollen sie sich angenommen fühlen, wenn sie immer etwas zurückhalten, verheimlichen?

Es gibt nur eine Lösung, und die geht so: im Kontakt bleiben – und wenn der Kontakt abgebrochen ist, sich Zeit nehmen, eine angenehme Atmosphäre schaffen, einander zuhören, offen miteinander sprechen.

Folgende Entwicklung gibt es häufig: Die Paare hören zuerst auf, sich zu streicheln, dann sich zu küssen, schließlich bleibt nur noch ab und zu Geschlechtsverkehr übrig, der wird durchgezogen, eher pro forma, um sich zu bestätigen, dass man in einer Paarbeziehung lebt, die den Namen verdient. Verdient sie allerdings auch so nicht.

Ich bestärke die Paare, sexuell von vorne anzufangen, sich neugierig zu entdecken. Sie sollen erotische Literatur lesen, von mir aus auch gute Pornos anschauen, um verbalisieren zu lernen, was sie wollen, was sie anmacht und mit Lust erfüllt. Manchmal verbiete ich einem Paar streng, miteinander Sex zu haben. Ich sage den beiden, sie dürften nur darüber sprechen. Der Mann solle seiner Frau am Tisch sagen: »Wenn ich nicht so verklemmt wäre, würde ich jetzt deine Lippen liebkosen, deine Brüste auspacken …« Die Paare müssen dann oft über sich selbst lachen, wenn sie das umsetzen, was ich ihnen gesagt habe.

Verbale Erotik macht an, das ist bekannt. Aber viele reden nicht über Sex. Sie reden überhaupt nicht über sich selbst und ihre Wünsche, sondern führen ein stilles, verklemmtes Leben und wundern sich, dass sie furchtbar traurig dabei werden.

Im besten Fall redet sich der Mann dann ordentlich in die Erregung, dem ich verordnet habe, mit seiner Frau keinen Sex zu haben; die beiden sagen sich: »Der Dogs ist doch doof … wir haben jetzt einfach Sex.« Wunderbar. Es ist ein bisschen lustig geworden. Intervention hat gewirkt.

Manchmal schicke ich ein Paar für ein Wochenende allein auf eine Hütte, die ich kenne und die mitten in den Bergen liegt. Es ist ein Geheimtipp, ich gebe ihn gerne weiter, mir liegt ja daran, dass meine Patienten davon profitieren.

Viele erzählen mir dann, wenn sie zurück sind: »Wir haben uns nichts zu sagen, das haben wir gemerkt.« Und ich frage: »War es trotzdem schön?«, und wenn die Antwort ist: »Ja, wir haben uns miteinander wohl gefühlt«, dann mache ich ihnen Mut, das doch zu genießen. Ich sage: »Wer dreißig Jahre verheiratet ist, muss sich nicht dauernd etwas zu sagen haben. Der darf sich von dem Druck frei machen und auch mal die Ruhe und den Frieden miteinander genießen.«

Manchen Paaren gebe ich vor, dass sie nicht miteinander reden dürfen, sondern mal schweigen sollen. Das ständige belanglose Geplauder kann eine Ehe auch zerrütten, weil die Gespräche nie in die Tiefe gehen. Eine der Grundregeln ist: Distanz schafft Nähe, und Nähe schafft Distanz. Es ist wichtig, dass die Partner auch ein eigenes Leben und eigene Interessen haben. Und dass sie dann auch wieder Zeiten zu zweit haben, in denen Nähe entsteht. So hat man sich dann ab und zu eben doch etwas zu sagen.

Es kann auch eine gute Entscheidung sein, räumlich auseinanderzurücken, damit jeder seine eigenen Gefühle wieder spüren kann. Warum soll einer nicht mal vorübergehend ausziehen? Manchmal ist auch eine endgültige Trennung die beste Idee – und ich versuche dann zu vermitteln, dass so ein Schritt völlig normal sein kann: »Sie haben vor zwanzig Jahren gut zusammengepasst. Aber jetzt machen Sie sich gegenseitig das Leben zur Hölle«, sage ich und empfehle: »Lassen Sie das. Gestehen Sie es sich ein. Und schauen Sie jeder für sich, dass Sie ein gutes Leben führen.«

Bei mir selbst war es übrigens auch so. Ich habe 1984 geheiratet, wir haben eine wunderbare Tochter großgezogen – nach zwanzig Jahren hatten wir uns nichts mehr zu sagen. Es gab viele Dissonanzen und kaum mehr Überschneidungen. Wir haben uns getrennt, aber wir kommen jetzt gut miteinander klar.

Ich habe heute eine Form der Beziehung gefunden, die mir entspricht. Es ist auch wichtig, das herauszufinden. Beziehungen sind wichtig. Einsamkeit tut weh und kann krank machen. Ich habe eine Partnerin, doch wir sehen uns nur am Wochenende. Jeder von uns hat eine Ehe hinter sich. Jeder von uns braucht Raum für sich selbst. Mein Grundsatz ist: »Ich brauche dich nicht. Aber ich will dich.«

Abhängigkeiten sind ungesund. Natürlich gibt es in Familien finanzielle Verflechtungen, und man übernimmt Verantwortung füreinander. Das Wichtige ist: Jeder ist und bleibt ein Einzelwesen. Er kommt als solches auf die Welt und wird als solches sterben. Jeder ist dafür verantwortlich, dass er dem Leben seine guten Seiten abgewinnt, dass er seine Chancen nutzt und sein Potential entfaltet, so gut es geht. Und dass er für seine Botenstoffe sorgt – auch dann, wenn sein Gehirn nicht aufs günstigste verschaltet wurde und es bittere Erfahrungen gab.

Ich gehe sehr viel in die Natur. Wenn das Wetter schön ist, steige ich auf einen Berg. Ich habe eine Liebesbeziehung, die mir sehr wichtig ist, aber ich unternehme auch viel allein. Nach meinem Verständnis ist das ein wesentlicher Grundsatz in der Paarbeziehung: Nur wer allein leben kann, ist auch beziehungsfähig.

Wagen Sie etwas

Eine besonders traurige, besonders schreckliche und herausfordernde Zeit, die ich vor ein paar Jahren durchmachte, war im Nachhinein das Beste, was mir passieren konnte. Es war der 24. Dezember 2005. Mir standen verdammt einsame Tage bevor. Ich hatte mich ein halbes Jahr zuvor von meiner Frau getrennt, hatte nur wenige Freunde und hier und da mal eine kleine Affäre. Hinzu kam, dass ich seit mehreren Wochen Morddrohungen zugeschickt bekam.

Im Oktober war es losgegangen, da hatte ich einen Brief erhalten mit einer Patrone und einem Zettel, auf dem stand: »Weihnachten wirst du erschossen.« Natürlich hatte ich die Polizei informiert. Die Beamten nahmen meine Sorgen durchaus ernst und stellten verschiedene Untersuchungen an, ließen mich dann aber wissen, dass sie leider nichts machen könnten. Bei mir trafen weitere Drohbriefe ein – mit der Nachricht »Du hast noch fünf Wochen zu leben«; »Du hast noch vier Wochen zu leben« und so weiter. Weihnachten versprach also eine richtig harte Nummer zu werden.

Mein bester Freund hatte versucht, mich davon zu überzeugen, am 24. Dezember zu ihm zu kommen. Auch meine damals einundzwanzigjährige Tochter, die von der Morddrohung nichts wusste, hatte mich zu sich eingeladen. Ich aber hatte alles abgelehnt und mich entschlossen, die Herausforderung anzunehmen. Ich verbrachte den Abend allein in dem großen, einsamen Haus am Bodensee. Die Polizei fuhr öfter Streife als die Wochen zuvor, die Türen hatte ich verriegelt, das Telefon war in greifbarer Nähe.

Heiliger Abend allein zu Hause, keine neue Liebe in Sicht – das reicht schon, um sich ziemlich mies zu fühlen und am Sinn des Lebens zu zweifeln. Dazu das Gefühl, jedes Geräusch draußen vor der Tür, jedes Knarzen der Treppe könnte bedeuten, dass sich der Mörder nähert. Es war wirklich schrecklich. Obwohl ich ganz bestimmt ziemlich abgehärtet bin, fühlte ich mich elend und einsam. Und vor allem: Ich hatte Angst.

Aber da ich Psychiater bin, sah ich das Ganze natürlich auch als eine Art Experiment und beobachtete mich. Ich nahm die Angst wahr, die mir die Kehle zuschnürte, auch die aufsteigende Panik, wenn ich mir meine private Zukunft vorstellte. Und als ich dann an die vielen Familien denken musste, die überall auf der Welt in großer Harmonie Weihnachten feierten, verspürte ich unangenehme Beklommenheit. Zwischendurch gelang es mir aber auch, mich vollkommen zu entspannen und meine Situation zu genießen, die Einsamkeit, die Unsicherheit.

Irgendwann machte sich so ein »Na und?«-Gefühl in mir breit. Ich empfand mich als mutig und war stolz darüber, das alles auszuhalten. Auch dieses Gefühl war da: Wer so tief unten ist, für den kann es eigentlich irgendwann nur wieder besser werden.

Am nächsten Tag lebte ich immer noch. Glücksgefühle überschwemmten mich. Auch am zweiten Weihnachtsfeiertag passierte nichts Schlimmes. Stundenlang saß ich vor der Terrassentür und schaute auf den Bodensee. Es ging mir gut. Erst kommt die Panik, dann kommt die Ruhe. Am dritten Weihnachtstag war ich so in mir ruhend, dass ich dachte, ich würde niemals wieder irgendjemanden sehen wollen.

Ich fühlte mich ungeheuer gestärkt. Was kann einem noch Schlimmes passieren, wenn man so etwas hinter sich gebracht hat? Dennoch, es dauerte noch eine Weile, bis das Ende der Talsohle erreicht war. Diese hässliche Weihnachtsnacht war aber ein Schlüsselerlebnis für mich. Ich wusste jetzt: Ich stehe das durch.

Diese Geschichte habe ich immer wieder einmal bei den erwähnten morgendlichen Treffen der Patienten im Kaminzimmer der Allgäuer Klinik erzählt. Da waren so viele Menschen, denen der Mut fehlte, sich solchen Herausforderungen zu stellen, um dann daran zu wachsen. Viele beklagten: Das Leben sei nun mal so schwierig, da könne man sich nur verkriechen, verstecken oder suizidal werden. Wie oft habe ich so etwas gehört.

Es waren Menschen darunter, die schwere Schicksale erlitten hatten, wirklich. Viele von ihnen steckten in Schwermut und Angst fest und probierten sich selbst nicht mehr aus. Stattdessen nahmen sie endlos viele Therapiestunden in Anspruch, besuchten eine Klinik nach der anderen, über Wochen und Monate, verankerten sich immer stärker in ihrem »Es geht mir schlecht«-Leben, wurden immer schwächer und verloren jede Selbstachtung, weil sie nichts mehr wagten. Natürlich hatten sie dann auch irgendwann nicht mehr dieses Erfolgserlebnis, stolz darauf zu sein, aus eigener Kraft etwas geschafft zu haben, und sicher zu sein, bei allem, was es an Problemen gibt, wenigstens immer noch selbst die Zügel in der Hand zu haben.

Der Mensch ist von Natur aus feige und faul, vor allem wenn es darum geht, Konflikte auszutragen und sich Veränderungen zu stellen beziehungsweise sich überhaupt den Herausforderungen zu stellen, die einen aus der Zone herausholen, in der man es sich eingerichtet hat. Nicht unbedingt gut eingerichtet hat, das muss ich hier betonen, sondern überhaupt eingerichtet hat. Das ist meine Erkenntnis. Menschen verharren ja auffällig oft in Konstellationen, unter denen sie leiden und die scheußlich sind. Sie jammern und wehklagen ständig, aber immerhin ist ihnen das vertraut, und das fühlt sich für sie erst mal besser an, als sich auf neue Erfahrungen einzulassen.

Runter vom Gas

Was wir auch im Alltag verändern können: das Tempo. Nicht mehr den schnellsten Zug, das schnellste Flugzeug nehmen oder mit dem Auto rasen, sondern den gemütlichsten Zug nehmen oder mit einem schnellen Auto langsam fahren. Was haben wir davon, immer schneller von einem Ort zum anderen zu kommen? Nichts.

Natürlich müssen wir oft mithalten, um den Anschluss nicht zu verlieren. Der Fehler vieler Menschen ist aber, dass sie sich auch in ihrer Freizeit reizüberfluten. Sobald ein Moment Zeit ist, werden SMS geschrieben, Mails gelesen usw. Als ich vor kurzem bei einem Vortrag gefragt wurde, warum die psychischen Erkrankungen so zunehmen, gab ich zur Antwort: »Weil wir die Fähigkeit verloren haben, in unserer Freizeit zu entspannen und Kräfte zu sammeln. Wenn wir Zug fahren, schauen wir nicht mehr aus dem Fenster, im Flugzeug schlafen wir nicht mehr oder lesen wir nicht etwas Entspannendes, unser Hirn wird ständig *overloaded*.«

»Wer durchs Leben rast, ist schneller tot, wer langsam geht, kann den Weg genießen.« Ist das nicht ein schöner Satz? Wir haben in der Klinik in Scheidegg aus gutem Grund das meditative Gehen entwickelt. Das Prinzip ist, ganz bewusst eine Strecke, die man leicht in zwanzig Minuten zurücklegen kann, in einer Stunde zu gehen und sich den Weg so einzuteilen, dass man keine Pausen macht, sondern langsam ans Ziel kommt.

Es ist schwer, aus trainierten Verhaltensmustern auszubrechen. Aber auch spannend, wenn man es mal wagt, denn man verblüfft sein ganzes Umfeld, das sich doch so daran gewöhnt hat, dass man seinen Verhaltensmustern treu bleibt.

TEIL 4

EINE KLINIK NACH MEINEN VORSTELLUNGEN

Um meine Facharztqualifikationen zu erlangen, habe ich in verschiedenen psychiatrischen und psychosomatischen Kliniken und auch in einer neurologischen Klinik gearbeitet. Nach jahrelanger Pause meldete sich 1989 mein Vater wieder bei mir und fragte äußerst liebenswürdig, ob ich Nachfolger in seinen beiden Kliniken in Rinteln und in einem Berghaus in der Nähe von Hameln werden wolle. Ich war zunächst völlig überrascht – zumal mein Vater ja immer klar geäußert hatte, dass er nichts von mir halte, sagte dann aber bald zu. Ich dachte, mein Vater sei im Alter vielleicht milder geworden und wolle sich mit mir versöhnen. Außerdem sehnte ich mich nach wie vor nach einem guten Vater, der mich anerkennt. Er ließ mich zunächst in dem Glauben, mir die Kliniken vererben zu wollen, und rückte mit der Wahrheit erst heraus, als ich schon eine Zeitlang dort mit ihm zusammenarbeitete. Auch meine damalige Frau hatte bereits ihre Arztpraxis in Heidelberg aufgegeben.

Dann teilte er mir eines Tages mit, dass er die Kliniken an mich verkaufen wolle. Er forderte eine astronomisch hohe Summe Geld dafür, die, wie ich später erfuhr, sogar noch um fünfhunderttausend Mark höher lag als der Preis, für den er die Kliniken erfolglos auf dem freien Markt angeboten hatte. Außerdem zeigte er plötzlich wieder sein zweites Gesicht: Ich sei völlig unfähig, die Leitung zu übernehmen, beschimpfte er mich, es würde den Ruin für den Betrieb bedeuten.

Es war das letzte Mal, dass ich mich so von ihm entwerten ließ. Immerhin das. Ich habe ihn ab diesem Zeitpunkt nie wiedergesehen. Ich war zutiefst getroffen, auch von meiner eigenen Dummheit. Ich hätte es doch wissen müssen. Das warf ich mir vor. Wie konnte ich wieder auf das Spiel hereinfallen, das er schon in meiner ganzen Kindheit mit mir getrieben hatte. Das perfide Spiel der doppelten Botschaften: Er lockte mich mit Versprechungen und freundlichen Worten, um mich anschließend zu demütigen und zu bestrafen, früher mit körperlicher Gewalt, dann indem er versuchte, mich beruflich zu vernichten. Nach diesem großen Streit mit meinem Vater verließ ich so schnell wie möglich die Klinik in Rinteln.

Ich übernahm die Leitung einer Privatklinik bei Ravensburg in Oberschwaben, um so weit wie möglich von ihm entfernt zu sein. Mein Vorgänger, der auch Besitzer dieser Klinik gewesen ist, hatte sich kurz zuvor erschossen. Seine Frau war die Geschäftsführerin der Einrichtung und verzweifelt.

Die Klinik lag mitten im Wald und verfügte über zweiunddreißig Betten, von denen bei meiner Ankunft nur wenige belegt waren. Es gab mehr Personal als Patienten, und auch der neue Chefarzt hatte große psychische Probleme. Er fiel oft monatelang aus. Manchmal wussten wir gar nicht, wo er sich gerade aufhielt.

Wie in vielen anderen Kliniken versuchte man auch hier, die finanziellen Einbußen, die durch schlechte Belegung entstanden, auszugleichen, indem man die

Verweildauer der Patienten verlängerte. Das hatte den Ruf der Klinik bei den Krankenversicherungen ruiniert. Das nahe gelegene psychiatrische Fachkrankenhaus des Landes sah diese Klinik kritisch und empfahl sie nicht mehr weiter – es bestand die Gefahr, dass bald gar keine Patienten mehr kommen würden. Meine Aufgabe war es also, alles von Grund auf neu zu organisieren. Die Geschäftsführerin war bereit, sich auf ein gegenwartsorientiertes Konzept einzulassen. Es war mehr als spannend, ob es uns überhaupt gelingen würde, das Vorhaben zu realisieren – wir balancierten ja am Abgrund.

Die Erfahrungen aus jener Zeit haben mir besonders bewusst gemacht, wie wichtig es ist, sich selbst und seiner Kraft zu vertrauen. Von Vorteil war, dass ich damals auch wissenschaftlicher Leiter der Kurse für Gesundheitspädagogik sowie der Ärztekurse für Naturheilverfahren an der Sebastian-Kneipp-Akademie in Bad Wörishofen war. In den Kursen für Naturheilverfahren saßen Dutzende niedergelassene Ärzte, von denen viele von meinem medizinischen Konzept so überzeugt waren, dass sie ihre Patienten mit psychosomatischen Erkrankungen zu uns in die Klinik einwiesen. Auch die Gesundheitspädagogen warben für uns.

Ungefähr ein Jahr nachdem ich meine Arbeit aufgenommen hatte, war die Klinik gut belegt. Die Reputation hatte sich deutlich verbessert. Es gab aber immer wieder Überraschungen, die mich in der Kunst des Improvisierens schulten und die nur dank eines hervorragenden Teams zu meistern waren. Die folgende Szene mag aus heutiger Sicht lustig sein, damals geriet ich ziemlich ins Schwitzen. Ich kam morgens in die Klinik, da marschierte mir der Koch entgegen und teilte mir klipp und klar mit, dass er gerade gekündigt habe und ab sofort nicht mehr komme. Die Klinik war voll belegt, wir hatten über dreißig Patienten. In der Not haben wir also zwei Wochen lang die Patienten überwiegend mit Wienerwald-Hähnchen versorgt, die Schwestern und Hausdamen und auch der Hausmeister improvisierten – und fast alle, auch die verwöhntesten unter den Privatpatienten, waren dabei auch noch zufrieden. Abenteuer machen ja Spaß.

Schließlich gab es 1993 ein gutes Ende: Der richtige Mann kaufte die Klinik, übernahm ein Jahr später, als ich mich verabschiedete, auch die klinische Leitung, er führt sie bis heute mit großem Erfolg, souverän und kompetent.

Für mich war die Leitung dieser Klinik nur eine Übergangsaufgabe gewesen, ein wunderbares Lernfeld. Die Vision der Klinik, die ich langfristig gestalten und führen wollte, tat sich vor meinen Augen auf, als ich mich mit alten Studienfreunden in Scheidegg im Allgäu zu einem Tenniswochenende traf. Das vierstöckige Hotel, in dem wir wohnten, hatte eine große Lobby mit Kachelofen und befand sich in umwerfender Lage. Blickte man aus dem Fenster, war ein großartiges Alpenpanorama zu sehen, die ganze Gebirgskette vom Hohen Ifen über den Widderstein bis zur Mittagsspitze.

Es war das Jahr 1994, ich hatte viele Erfahrungen in unterschiedlichen Kliniken gesammelt, viel gesehen, jetzt wollte ich beweisen, dass Psychotherapie auch anders geht: schneller, effektiver, respektvoller, näher an den echten Bedürfnissen der Menschen – und zu allem

Überfluss auch noch kostengünstiger. Dazu wollte ich das Konzept, das ich bereits in der kleinen Privatklinik, von der ich gerade erzählt habe, umzusetzen begonnen hatte, weiter ausbauen.

Die Gegenwart der Patienten und die therapeutische Bindung in den Mittelpunkt der Therapie zu stellen, darum ging es mir. Das Sporthotel in Scheidegg schien mir der ideale Ort, um meine Vision mit Leben zu füllen. Es gelang mir, die Hotelbesitzer von meiner Idee zu überzeugen, hier eine ganz besondere Klinik mit einem außergewöhnlichen Konzept aufzumachen. Wir ergänzten uns perfekt. Ich hatte keine Ahnung vom Unternehmertum und von Verwaltung und auch nicht das nötige Geld dafür. Und sie waren bereit, die unternehmerische Verantwortung zu übernehmen und das finanzielle Risiko zu tragen.

Meine Pläne waren revolutionär in der damaligen Zeit: Statt der bisher üblichen zwei Monate hatte ich vor, die Behandlungszeit auf im Durchschnitt fünf Wochen zu verkürzen. Außerdem wollte ich die freie Therapeutenwahl anbieten. Dieser Ansatz basierte schon damals auf gesicherten Forschungserkenntnissen. Und ich hatte noch etwas in meinem Portfolio: Ich würde freiwillig von Anfang an für Transparenz sorgen. Ich wollte die übliche Situation durchbrechen, dass Kliniken ohne rechten Plan vor sich hin arbeiteten und es keine Kontrolle darüber gab, welche Maßnahmen eigentlich halfen und welche vielleicht sogar schadeten. Dafür holte ich mir professionelle wissenschaftliche Begleitung, die Forschungsstelle der Universität Ulm (heute Heidelberg) erklärte sich dazu bereit.

Für mich war das Risiko hoch. Ich hatte mich ziemlich verschuldet, um ein Haus in Wangen im Allgäu zu bauen, aber ich kündigte dennoch meine Stelle in Ravensburg und konzentrierte mich ganz auf meine neuen Pläne.

Erst einmal standen die Chancen schlecht. Die Kassenvereinigung in Bayern teilte mit, wir würden nicht ein Bett genehmigt bekommen, schon gar nicht für die Indikation »Psychosomatik«. Das hatte schlicht, und wie so oft, mit Besitzständen zu tun; man wollte nicht, dass sich jemand Neues in die festgefügte Szene hineindrängt. Um mich durchzusetzen, blieb nur noch das Gespräch mit der damaligen Gesundheitsministerin Barbara Stamm. Sie gestand mir zwanzig Minuten Redezeit zu. Keine Minute mehr. Ich war wahnsinnig angespannt – so viel hing von diesem Zeitfenster ab. Ich trug meine Vision vor. Als ich fertig war, die Erlösung. Stamm sagte, sie würde das Projekt unterstützen. Daraufhin stiegen dann doch die Barmer und die Techniker Krankenkasse ein, später die DAK. Es konnte losgehen.

Auch wenn das unbescheiden klingen mag, es sind die Fakten: Wir waren damals der Zeit voraus. In vielen Kliniken hat sich heute durchgesetzt, was wir damals anstießen: Die durchschnittliche Verweildauer liegt in den Krankenhäusern für Psychosomatik in Deutschland heute bei sechs bis sieben Wochen. Qualitätssicherung ist Pflicht.

Glücklicherweise gelang uns der Aufbau der Klinik schnell, bald hatten wir knapp siebzig Betten mit Patienten belegt. Außer mir waren zu Beginn noch vier weitere Ärzte eingestellt worden: ein Internist und Psychoanalytiker als Oberarzt, eine Ärztin, die gerade ihr Examen gemacht hatte, eine andere, die aus der Herzchirurgie kam, und ein junger Arzt, der sich bei uns zum Allgemeinarzt ausbilden lassen wollte. Drei Ärzte hatten also keinerlei Erfahrung mit Psychotherapie. Sie bekamen von mir, noch bevor wir unsere Klinik aufmachten, einen Zwei-Tages-Schnellkurs in Psychotherapie.

Was uns verbunden hat, war nicht die große theoretische Kenntnis der Dinge, sondern die gemeinsame Begeisterung dafür, Neues zu gestalten, und die große Hoffnung, dass es uns gelingen würde, das dann auch umzusetzen, trotz aller Widerstände von außen. Da gab es sehr viele. Auch der damalige Bürgermeister der Gemeinde hatte Vorbehalte gegen die Klinik, das Stichwort »Psycho« könne dem Tourismus schaden.

Zu meinem Team damals gehörten Menschen mit Lebenserfahrung, die eigenwillig und hochengagiert waren, darauf achtete ich bei der Auswahl. Wichtig war mir auch, dem großen Bedürfnis der Patienten nach naturheilkundlichen Methoden und nach Körpertherapie entgegenzukommen. Ein Arzt, der lange in China eine Ausbildung absolviert hatte und sich auf traditionelle chinesische Medizin verstand, unterstützte mich später. Intensive gegenwartsnahe Psychotherapie als Einzel- und Gruppentherapie war auf dem Behandlungsplan ebenso wie Kunsttherapie, Tanztherapie, Bewegungstherapie, hypnotische Verfahren und Entspannungsverfahren. Es kamen sehr engagierte Ärzte hinzu, auch mein Freund Wolf Maurer, der heute noch die Privatklinik leitet, die wir später eröffneten. Er arbeitete zuvor als niedergelassener Allgemeinarzt auf der Schwäbischen Alb. Wolf ist für mich ein gutes Beispiel dafür, wie jemand mit Geschick und Intuition gute Psychotherapie ohne psychotherapeutische Ausbildung machen kann. Das feine Gespür für Menschen hatte er sich in seiner Praxis erworben. Nachdem ich die Weiterbildungsermächtigung durch die Ärztekammer bekommen hatte – jene übrigens, die meinem Vater stets verweigert worden war –, konnten Wolf Maurer und viele andere Kollegen ihren Facharzt für Psychotherapie in dieser Klinik machen. Eine Zeitlang boten wir, wie schon erwähnt, auch therapeutisches Reiten an. Die Pferde standen auf einem benachbarten Hof, eine erfahrene Körpertherapeutin arbeitete dort erfolgreich mit uns zusammen. Aus Kostengründen mussten wir dieses Projekt leider bald wieder aufgeben.

Die Ansage an mein Team lautete: »Wendet die Methode an, die ihr beherrscht!« Ich habe natürlich aufmerksam beobachtet, wie jeder arbeitete und wie es den Patienten dabei erging. In unseren Teamsitzungen wurde viel diskutiert, und es kam auch schon mal vor, dass ich jemanden korrigierte, der therapeutischen Unsinn machte.

Schnell fühlte ich mich in dem bestätigt, was die Basis für den therapeutischen Ansatz der Klinik in Scheidegg war: Die meisten Patienten haben selbst ein gutes Gespür dafür, was sie brauchen und wovon sie sich angezogen fühlen. Und es hat keinen Sinn, Therapeuten in eine bestimmte Behandlungsmethode zu zwingen. Sie sollen das tun, was sie mit Leidenschaft machen.

Unser naturmedizinisches Angebot kam bestens an, auch wenn es immer wieder Kritiker, beispielsweise andere Ärzte, gab, die sagten, so etwas sei doch nur Hokuspokus, die Wirkung von Akupunktur, Meditation oder chinesischen Ohrkerzen lasse sich doch wissenschaftlich nicht nachweisen. Na und?, dachte ich. Hauptsache, es tut den Menschen gut. Solange wir den Patienten nicht schaden, ihnen keinen Unfug erzählen und solche Leistungen nicht extra in Rechnung stellen, kann das nicht falsch sein. An die Macht der Suggestion glaubte ich, wie Sie ja wissen, sowieso von Kindheit an. Hinzu kam, dass die Patienten hochmotiviert waren und wollten, dass diese Methoden wirkten. Ein unschätzbarer Vorteil. Damals folgte ich vor allem meiner Intuition. Heute weiß man so viel mehr aus der Placebo-Forschung, nämlich dass gute Gefühle, Zuversicht und Vertrauen zu einem kompetent wirkenden Menschen eine ähnliche Wirkung haben können wie ein Antidepressivum.

Der objektive Erfolg gab uns recht. Die wissenschaftliche Überprüfung hatte als Ergebnis, dass wir in der Hälfte der Zeit Erfolgsergebnisse vorweisen konnten, die die wenigen anderen Kliniken in Deutschland, bei denen es überhaupt eine Qualitätssicherung gab, in der doppelten Zeit nicht erreichten. Das *Ärzteblatt* berichtete 1998 über unser Konzept. Ich wurde für das, was ich angestoßen hatte, keineswegs nur gefeiert, sondern auch angefeindet – das überraschte mich nicht, wir stellten ja Traditionelles in Frage.

Die Geschichte dieser Klinik verlief ein bisschen so wie die ersten Jahrzehnte meines Lebens – es war ein ständiger Kampf, und es ging nur gut aus, weil ich die richtigen Menschen zum richtigen Zeitpunkt getroffen habe, die sich mit mir gemeinsam für diese neue Art der Psychotherapie begeisterten.

In den ersten Jahren haben wir nur mit Ärzten zusammengearbeitet, weil ich es für äußerst wichtig hielt, dass die körperliche Behandlung und die Psychotherapie in einer Hand liegen. Diesen Ansatz mussten wir bald aufgeben, weil wir einfach nicht genügend Ärzte fanden, die den Job übernehmen wollten. Darüber hinaus musste ich meine Auffassung korrigieren, dass eine Zweiteilung der Versorgung dem Patienten nicht gerecht werden würde.

Ein häufig unterschätzter Faktor in der stationären Therapie ist die Gesamtatmosphäre in einer Klinik, also die Ausstrahlung, die eine Klinik hat und die durch alle Mitarbeiter gestaltet wird. Bis zum heutigen Tag wurden die gute Stimmung und die positive Atmosphäre in unserer Klinik immer wieder gelobt.

Über die regelmäßige Morgeneinstimmung der Patienten in Scheidegg habe ich in diesem Buch schon des Öfteren geschrieben. Sie war die große Fundgrube für Anerkennung und Gemeinschaftsgefühl. Gemeinsam mit den Patienten begannen wir morgens den Tag. Dieses Gemeinschaftsgefühl, das dadurch entsteht, dass alle, vom Klinikchef bis zur Krankenschwester, einmal am Tag versammelt sind, ist unschätzbar. Mir kam meine Erfahrung als Animateur zugute, um hier morgens für eine lustige oder auch nachdenkliche Stimmung zu sorgen. Alle Mitarbeiter haben sich eingebracht, sie waren anschließend immer für alle ansprechbar. Ich wollte, dass sich die Patienten und die Therapeuten als eine große Gemeinschaft begreifen – ohne diese strikte Unterteilung in »krank« und »gesund«. Wie fließend die Grenzen sind, wissen wir ja alle. Häufig haben auch die Patienten diese Einstimmung durch Beiträge bereichert.

Es hat mich immer wieder aufs Neue sehr berührt, wie Menschen anfingen, sich zu öffnen.

Ich war schon immer der Überzeugung, dass es in der stationären Therapie wichtiger ist zu handeln, als nur zu sprechen. Nur was die Patienten in der Klinik eingeübt haben, werden sie auch zu Hause umsetzen – das ist wie ein Gesetz. Wer in dieser geschützten Situation nicht bereit war, neue Verhaltensweisen zu erproben, der würde dies auch zu Hause weiter vermeiden. Deshalb haben wir die Patienten immer ermuntert, etwas zu riskieren. So gab es für Gehemmte einmal das Angebot, vor allen zu prahlen und stolz auf sich zu sein, und zwar nicht auf das, was man im Leben geleistet hat, sondern auf die positiven Charaktereigenschaften, die man an sich festgestellt hat. So ein Auftritt löst nicht nur bei dem Übenden, sondern auch bei den Zuhörern viel aus: Respekt, ein bisschen Fremdschämen, vor allen Dingen aber sehr viel Nähe. Es tut durchaus gut, gewisse Schwächen zu verdrängen und die Stärken zu unterstreichen. Das hat mich immer wieder beeindruckt.

Ich habe mir noch so einige andere Übungen ausgedacht. Wenn ich es für angemessen hielt, habe ich sie den Patienten vorgeschlagen. Sie konnten sie dann machen, mussten dies aber nicht. Freiwilligkeit und auch die Absprache, dass jede Übung abgebrochen werden konnte, waren immer die Voraussetzung.

So gab es die Schweigetage für alle, die sich ständig von ihren Gefühlen wegreden. Eine gute Medizin für Menschen, die verlernt haben zuzuhören, hervorragend geeignet für Narzissten, die ja glauben, die Welt gehe unter, wenn sie mal nicht auf Sendung sind. Der Satz »Nur wer hören kann, kann fühlen« ist für mich sehr stimmig. Drei Tage in einer Klinik zu schweigen, dabei aber anderen zuzuhören, das ist etwas anderes, als eine Woche im Schweigekloster zu verbringen. Viele registrieren plötzlich, dass sie eigentlich gar nicht wissen, was ihre Mitmenschen denken – weil immer sie selbst das Programm gemacht haben. Sich still zu anderen dazusetzen, nur hören, nichts kommentieren, nicht sich selbst in Szene setzen, einfach entspannt spüren, was gerade passiert, das ist eine wertvolle Sache. Man kann das zu Hause prima weiterüben.

Einmal in der Woche gab es in Scheidegg mittags oder abends ein »schweigendes Essen«. Es ist für viele erstaunlich, was sich ändert, wenn sie mal bei einer Mahlzeit ganz ruhig sind. Sie merken, wie laut das Klappern von Geschirr sein kann. Sogar der Geschmack des Essens verändert sich – und zwar eindeutig zum Positiven.

Statt zwischen Vollgas und Vollbremsung zu wechseln, ist es wichtig, Momente der Ruhe in den Tagesablauf zu bringen. Kleinigkeiten können das sein, im Klinikalltag in Scheidegg gehören sie dazu: nicht zwei Stufen auf einmal auf der Treppe gehen, keine Abkürzungen nehmen.

Das ist übrigens auch etwas, das ich Managern beim Coaching vermittle: Ich halte es für falsch, wenn sie mit einem Mal die volle Leistung herunterfahren und sich zum Meditieren in ein Kloster oder in ein indisches Ashram zurückziehen, um sich in sich selbst zu versenken. Niemand wird sein Auto freiwillig aus voller Fahrt in die Vollbremsung zwingen. Es gilt, die mittlere Geschwindigkeit im Alltag zu fahren. Langsamer zu gehen, als ich kann – und nicht immer volle Leistung zu geben. Auch beim Marathon wird derjenige, der auf den ersten Kilometern alles gibt, nach zehn Kilometern nicht mehr können.

Es ist unabdingbar, seine Kräfte einzuteilen, um länger durchzuhalten. Wenn wir den Körper schlecht behandeln, verstehen wir, dass er krank wird. Warum begreifen wir nicht, dass das Gleiche mit unserer Psyche passiert, wenn wir sie ständig überlasten?

In Scheidegg habe ich die sogenannten Inaktivitätstage eingeführt, für alle, die immer auf der Flucht vor ihren Gefühlen sind und sich ständig einer irrsinnigen, selbstgeschaffenen Reizüberflutung aussetzen. Klosterzelle in der Klinik könnte man diese Übung nennen. Sie ermöglicht der erschöpften Seele, dem ständig ratternden Gehirn, dem ständig rennenden Körper, hinterherzukommen. Die Ansage lautet: sechsunddreißig oder achtundvierzig Stunden lang die Zeit stillstehen lassen. Die Patienten bleiben auf ihrem Zimmer und tun nichts anderes, als aus dem Fenster zu schauen. Das Essen wird vor der Tür abgestellt, damit auch da kein Kontakt mit anderen Menschen stattfindet. Telefon, Radio, Fernsehen, Bücher, Zeitungen sind tabu. Nur Notizen dürfen gemacht werden. Das Gehirn kann sich erholen – und bei eigentlich allen kommen, während sie die Übung machen, viele Gefühle hoch: Einsamkeit, Langeweile, innere Leere, Traurigkeit, Verzweiflung, Freude, Wut, Angst. Es handelt sich um eine sehr intensive Übung.

Die Publizistin und heutige Herausgeberin der *Wirtschaftswoche* Miriam Meckel, die mit einem Burnout zu uns in die Klinik kam, hat diese Inaktivitätstage erlebt. Entstanden sind dabei die ersten Zeilen ihres Buches

Brief an mein Leben, das 2010 erschien und 2016 verfilmt wurde – mit Hanns Zischler in meiner Rolle.

Eine weitere, ausgesprochen effektive Übung ist in Scheidegg der »Hilflosigkeitstag« – eine sinnvolle Herausforderung für all jene, die ständig bemüht sind, alles für andere zu tun, und sich dabei verausgaben und irgendwann nicht mehr können. Menschen solchen Schlags setzen sich in einen Rollstuhl, ihre Hände werden verbunden wie bei frisch Operierten, sie sind wehrlos und hilflos. Zweck der Übung ist, dass sie sich ausgeliefert fühlen und lernen, andere um Hilfe zu bitten. Wer das nicht gewohnt ist, tut sich anfangs unheimlich schwer. Er würde am liebsten im Erdboden verschwinden, weil er sich so sehr dafür schämt, bedürftig zu sein. Dass das aber durchaus angenehme Seiten hat, ist eine wichtige Erfahrung.

In eine ähnliche Richtung geht auch der »Nein-Tag«, den ich weiter oben bereits am Beispiel des jungen, immerzu freundlichen Rechtsanwalts beschrieben habe. Einen ganzen Tag lang verweigert man sich in aller Konsequenz. Bittet der Tischnachbar, den Salzstreuer weiterzureichen, lautet die Antwort: Nein. Kommst du mit spazieren? Nein. Gefällt dir mein Kleid? Nein. Es ist interessant, die Bedürfnisse anderer einmal nicht zu erfüllen – und zwar ohne lange Erklärungen, die den anderen besänftigen und entschuldigen sollen, warum man gerade jetzt nicht tut, was dieser sich wünscht. Einfach ein Nein ohne Erklärung, das fühlt sich mit etwas Übung herrlich an. Und oft ist es eben gar nicht mal so, dass andere einen deshalb weniger mögen. Im Gegenteil: Ein klares Nein kann für mehr Respekt sorgen als zehn liebedienerische Jas.

Wir Menschen brauchen Anerkennung – Anerkennung ist wie eine Droge. Man muss sich dafür aber gar nicht so sehr verbiegen, wie viele es tun. Man kann auch selbst ganz gut für Anerkennung sorgen: Als wirkungsvoll haben sich Übungen wie der »Komplimente-Tag« erwiesen. An solchen Tagen holen sich die Patienten aktiv Komplimente bei Menschen ab, von denen sie vermuten, dass sie ihnen sympathisch sind. In diese Richtung geht auch die »Positivwoche«: Ausschließlich Positives soll da wahrgenommen, aufgeschrieben und anderen erzählt werden. Es ist interessant, zu sehen, wie es auf diese Weise gelingt, das Gehirn in eine Richtung zu dirigieren und die eigene Stimmung zu beeinflussen.

Übungen in der freien Natur mag ich sehr gerne. Dazu gehört das »meditative Gehen«. Das Tempo ist Zeitlupe. Für Menschen, die immer in Eile sind, ist das eine immense Herausforderung. Zweihundert Meter in einer Stunde zurückzulegen, das bringt aber jeden ein gutes Stück zurück zu sich selbst.

Als »Medizinwanderung« bezeichne ich Ausflüge, die sich besonders gut für Menschen eignen, die normalerweise in engen Korsetten leben und den Bezug zu ihren Gestaltungsmöglichkeiten verloren haben. Der Patient macht sich bei Sonnenaufgang allein auf den Weg, am Abend kommt er zurück. Er hat nur etwas zu trinken dabei, er fastet. Er lässt sich treiben, geht einfach los, ohne auf Schilder zu achten, macht Pausen, wann und wo er gerade will, und gelangt so irgendwohin. Wenigstens einen Tag lang einfach mal drauflos zuleben, das soll klarmachen, dass es auch im normalen Leben möglich ist, nicht ständig Pflichten erfüllen und ausschließlich vorgegebene Ziele verfolgen zu müssen. Und dass das für ein frisches, vergnügtes Gefühl sorgt. Es empfiehlt sich übrigens, ein Handy mitzunehmen – allerdings nicht, um zu telefonieren, wenn es langweilig wird, sondern um sich eventuell an dem Ort abholen zu lassen, den man beim Wandertag ins Blaue hinein erreicht hat.

Es ist mir wichtig, festzuhalten, dass eine Klinik ein tägliches Übungsfeld darstellt, und das ist natürlich gegenüber einer ambulanten Behandlung ein unschätzbarer Vorteil. Wie schafft man es, dass der Effekt bleibt? Das ist die zentrale Frage, die sich in allen Therapien stellt. Besonders groß ist die Chance, wenn während der Klinikzeit das limbische System, die Gefühlswelt, tief berührt wurde und einschneidende neue Erfahrungen gemacht wurden.

Die erste Euphorie nach so einem Klinikaufenthalt kann trügen – doch ich weiß von vielen Patienten, dass sich anschließend wirklich etwas in ihrem normalen Leben veränderte. Um diesen Effekt auszubauen, haben wir Anfang 2000 einen poststationären Online-Chat entwickelt, mit dem wir unsere Patienten nach der Behandlung sowohl in Chatgruppen als auch mit E-Mails drei Monate lang weiter begleiteten. Als es irgendwann Wartezeiten von bis zu neun Monaten gab, um in unserer Klinik aufgenommen zu werden, entwickelten wir darüber hinaus einen prästationären Chat. Das bedeutet, dass jeder Patient, der sich zur stationären Behandlung anmeldet, an einer wöchentlichen Chatgruppe teilnehmen kann und dann bis zur Aufnahme in dieser Gruppe geführt wird. Das hat zur Folge, dass der Betroffene schon im Vorfeld mit der Klinik vertraut ist und auch mit den Patienten, die dann etwa zur gleichen Zeit aufgenommen werden. Auch lässt sich so die Wartezeit ganz gut überbrücken, denn die Menschen fühlen sich bereits eingebunden und auch ein bisschen unterstützt.

Zusammen mit der Techniker Krankenkasse haben wir außerdem versucht, ein ambulantes Versorgungsmodell zu entwickeln, in dem die Therapeuten finanziell belohnt wurden, die eine Therapie kurz und effektiv gestalten. Die Forschungsstelle hatte eine Verlaufskontrolle entworfen. Gleichzeitig haben wir eine Supervision per Chatgruppe im Internet angeboten. Das Projekt ist leider gescheitert, weil die ambulanten Therapeuten Angst vor Kontrolle hatten und der finanzielle Anreiz auch nicht so hoch war, dass sich die Mühe für sie lohnte.

Mit der TK haben wir dann auch diese Neuerung ausprobiert: Wir haben seit 2001 mit Fallpauschalen abgerechnet, was wunderbar funktionierte, obwohl bis heute alle anderen Kostenträger behaupten, dass das nicht funktionieren könne. Doch! Kann es. Die Kassen hatten wesentlich weniger Bürokratie zu bewältigen, wir Fachleute vor Ort konnten frei entscheiden, wie lange ein Patient stationär bleibt – gespart wurde auch noch.

Erschreckend für mich ist nach all diesen Jahren, dass die Fachwelt erfolgreiche Innovationen fast durchgehend ignoriert. Das war mit den Erkenntnissen von Klaus Grawe so, die praktische Arbeit unabhängig von den therapeutischen Schulen zu gestalten, das war auch mit den meisten Neuerungen so, die wir in der Klinik in Scheidegg erfolgreich umgesetzt haben.

SCHLUSSGEDANKEN

Ende 2016 habe ich die Klinikleitung in Scheidegg abgegeben. Ich habe diesen Schritt vor allem deshalb gemacht, weil ich das umsetzen wollte, was ich überall seit Jahrzehnten predige: nämlich dass jeder auf seine innere Balance achten sollte.

Statt auf mich selbst gut aufzupassen (niemand sonst tut es!), bin ich mein Leben lang immer wieder über meine Grenzen gegangen. Es gab Zeiten, da sahen meine Wochenenden so aus: Ich habe bis Freitagmittag in der Klinik gearbeitet, dann ging es zum Flughafen, denn am Freitagabend begann der Workshop für Manager auf Mallorca. Sonntagabend bin ich wieder zurückgeflogen, um am Montagmorgen meinen Patienten zu erzählen, wie man einen Burnout vermeidet. Durch meinen immerhin gutartigen Narzissmus habe ich meine Ehe vor die Wand gefahren und die Kindheit meiner Tochter nicht erlebt, obwohl ich in meinen Vorträgen und Beratungen stets betone, wie wichtig gerade die Ressource Familie ist. Es ist wie immer: Wir müssen erst einen Knüppel zwischen die Beine geworfen bekommen, um wach zu werden.

Ich wollte mich also zurückziehen und ganz meiner Privatpraxis und einem Haus widmen, das ich zusammen mit meiner Freundin im Bregenzer Wald renoviere.

Doch dann ließ ich mich wieder locken – und habe ein halbes Jahr später, im April 2017, als Ärztlicher Direktor der Psychosomatik die kleine, sehr exklusive Max Grundig Klinik auf der Bühler Höhe in Baden-Baden übernommen. Was mich besonders freut: Als ich im Internat war, hatte ich einen Mitschüler, der der Sohn des damaligen Chefs der Max Grundig Klinik war. Dr. Landschütz hieß er, ich habe ihn ein paarmal gesehen und zutiefst bewundert, weil er ein Arzt mit einer großartigen Ausstrahlung war, der Prominente aus Politik und Wirtschaft behandelte. Einer davon war Konrad Adenauer. Da, wo der ist, müsste man mal hinkommen, das waren meine Gedanken als Fünfzehnjähriger. Wie Sie wissen, hatte mein Vater mir vorausgesagt, dass aus mir nie im Leben etwas werden würde. Es ist nur eine kleine Geschichte am Rande, aber sie bedeutet mir viel: Am Ende meiner beruflichen Laufbahn wurde mir eine Position angeboten, die ich damals für völlig unerreichbar hielt.

In dieser Klinik möchte ich nun noch einmal versuchen, meine Konzepte umzusetzen. Die Voraussetzungen sind optimal, deshalb konnte ich dem Angebot nicht widerstehen: Psychosomatik gepaart mit einer hochleistungsfähigen und kompetent ausgestatteten inneren Medizin.

Begrenzt nehme ich in meiner Privatpraxis am Bodensee auch noch Selbstzahler auf, und manche Patientinnen oder Patienten, die früher schon bei mir waren, behandle ich weiter; zum Beispiel jene erwähnte junge Frau mit der Borderline-Diagnose, die insgesamt stabil ist, aber doch immer wieder von schweren Krisen gebeutelt wird. Es ist mein persönlicher Luxus, dass ich manchmal auch kostenlos behandle. Konsequent nehme ich nur Patienten auf, die mir zusagen. Ich merke, dass ich müde bin von dem vielen Kämpfen und dem ständigen Rennen gegen Betonwände. Mein Bestreben ist es, gut auf das zu achten, was ich anderen so oft als Regel mitgegeben habe: »Zuerst kommen Sie selbst. Dann kommt das Du. Und dann das Wir.«

Das ist wie im Flugzeug. Zuerst soll man sich selbst die Sauerstoffmaske aufsetzen, denn man kann anderen nur helfen, wenn man selbst stabil ist. Das gilt für all die vielen Angehörigen, die sich große Sorgen um ihre Partner und ihre Kinder machen. Zuerst selbst stabil werden, sonst stürzen sie mit in den Abgrund, und niemandem ist geholfen.

Ich habe noch eine Menge Ideen, wie man das Gesundheitssystem verändern könnte. Es gehört unbedingt dazu, dass Menschen mit Depressionen nicht so schnell komplett aus dem Arbeitsleben verschwinden. Es tut ihnen einfach nicht gut, mit dieser Erkrankung allein zu Hause zu sitzen. Dafür müsste es die Möglichkeit geben, nur in Teilzeit krankgeschrieben zu werden.

Psychische Probleme gehören nun mal zu unserem Leben. Jeden kann es treffen. Diese Tatsache sollte bei allen Konzepten der leitende Grundgedanke sein.